めざせ 塩分マイナス2g

コンビニ・総菜も活用

かんたん！減塩めし

料理 本田よういち

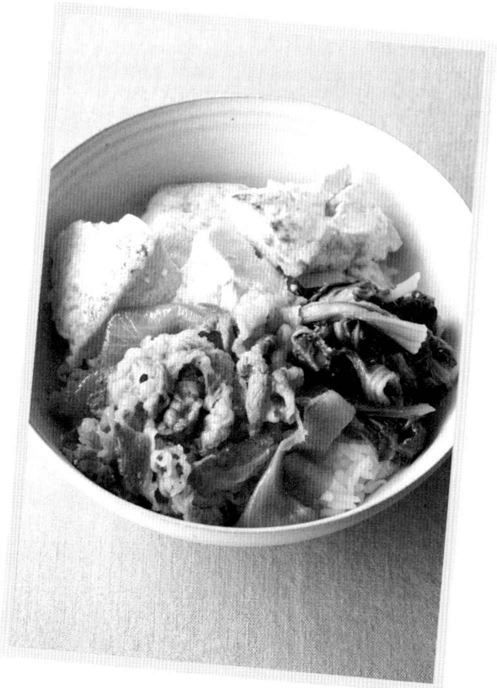

女子栄養大学出版部

はじめに

本書を手にとっていただき、ありがとうございます。この本を読んでくださるということは、あなた、もしくはあなたの身近な人が減塩を心がけようと思っているはずです。それはだれかの健康を気づかう、すてきなことだと思います。

ただ、減塩という言葉が広く知られるようになってから、ずいぶんたちますが、減塩はむずかしいという印象があるのではないでしょうか？

僕自身も4歳と0歳の子どもと妻と暮らしながら、減塩するのはなかなか骨が折れます。生活で自分のことはないがしろにしたりもしますし、疲れて自炊ができず、コンビニのごはんにしたり、テイクアウトにしたりと。全部、完璧は目指さないです。あはは。

この本はその生活の中で、体力の残りぐあいと相談しながら「今日はこのくらいの減塩」。うまくいったら、「次回はもう少しがんばった減塩」とステップアップしていけるような本になりました。

減塩について少しずつ段階を踏むことで、減塩方程式をあなたに染み込ませていきます。習慣になった減塩は、あなたの健康の一翼にかならずなります。まず、僕がそうだからです。

毎日しっかり減塩している減塩マスターのかたも、息抜きしたいときはコンビニの商品や冷凍食品をじょうずに使って生活の中での料理の比重を下げて、自分の趣味や仕事を楽しみましょう。減塩ビギナーさんは、本書の料理をいくつか作っていくうちに「これもできる」、「あれもできる」と少しずつ成功体験を積み重ねていくことで、減塩へのハードルが下がると確信しています。

むしろ、減塩したほうが、素材の味を感じやすく、よく噛《か》んで味わって食べることで、食事のスピードがゆっくりになる。食事を楽しむ時間が増えるし、消化吸収もよくなって体にかかる負担が少なくなる。味つけがシンプルになるので、調理時間は短くなる、といいこともたくさんあります。

本書なら、簡単に作れて日々の料理が負担にならないので減塩しなくてはならない人がいても気にならず、減塩している人も「減塩させているな」と気をつかうことなく、お互いに気持ちよく食卓を囲むことができます。

ビギナーのかたには〝減塩の入り口〟に、マスターのかたには〝こんな方法でもアリだな〟と思ってもらえるような内容になっています。どうぞどうぞ、減塩の世界に足をずぶずぶ、踏み入れてください。お待ちしていますよ。心踊る、減塩の世界へ、ようこそ！

2023年2月吉日　本田よう一

目次

主菜&主食

主菜

副菜

PART2 はじめてでも、やればできる！ 簡単減塩おかず

主菜

主菜&主食

副菜

汁物

おつまみおかず

塩分ほとんど0g　野菜おかず

この本の使い方・考え方

本書は、健康のために減塩を心がけたいかた、特に男性や料理に不慣れなかたに向けた本です。

健康な成人の一日あたりの食塩摂取量の目標量は、男性で7.5g未満、女性で6.5g未満です。また、内臓脂肪対策、血圧の管理や動脈硬化などで、医師から「一日の食塩摂取量を6gにしましょう」と減塩を指導される場合があります。

塩分を控えた食事を習慣化するには、めんどうではない方法で、徐々に塩分を減らしてうす味に慣れ、長続きさせることが近道です。

まずは一日あたりの塩分を2〜3g減らすことを目標に、できることから始めてみましょう。

簡単にできる減塩アイデア（9〜14ページ）

料理に不慣れな人でも実践できる、減塩アイデアを紹介します。レトルト食品や缶詰め、冷凍野菜やカット野菜などの市販品をじょうずに使いながら、おいしく減塩するコツをつかめば、日々の食事に無理なく生かすことができます。

市販品を使って減塩！（16〜58ページ）

コンビニの総菜やインスタント食品でも、ひとくふうすることで減塩できます。中には塩分の高い料理もありますが、そのまま食べるよりもずっと減塩できています。

減塩した料理の味や、ひとくふうする（ひと手間かける）ことに慣れてくれば、無理なく減塩を続けられ、理想値に近づけることができるでしょう。

はじめてでも作れる、簡単減塩おかず（60〜105ページ）

料理に不慣れなかたでも作れるレシピを集めました。材料の切り方、調理法、味つけに使う調味料など、シンプルにくふうしています。本書で紹介した料理すべてに、調理法がわかるマークを入れましたので、それを参考にしながらメニューを選んでください。

「主食」「主菜」「主菜&主食」「副菜」「汁物」のマークは、献立を考えるときにお役立てください。主菜に主食を組み合わせる場合は以下のエネルギーや食塩相当量をプラスしましょう。106〜107ページには、主菜から考える献立の組み合わせ方も紹介しますので、参考にしてください。

「主食」の栄養価（参考値）

	重量	エネルギー	食塩相当量
精白米ごはん	茶わん１杯（150g）	234kcal	0g
	茶わん軽く１杯（120g）	187kcal	0g
食パン	6枚切り１枚（60g）	149kcal	0.7g
	8枚切り１枚（45g）	112kcal	0.5g
ロールパン	２個（60g）	185kcal	0.7g
ゆでうどん	１袋（200g）	190kcal	0.6g
ゆでそば	１袋（160g）	208kcal	0g
蒸し中華めん	１袋（150g）	243kcal	0.5g

ページの見方

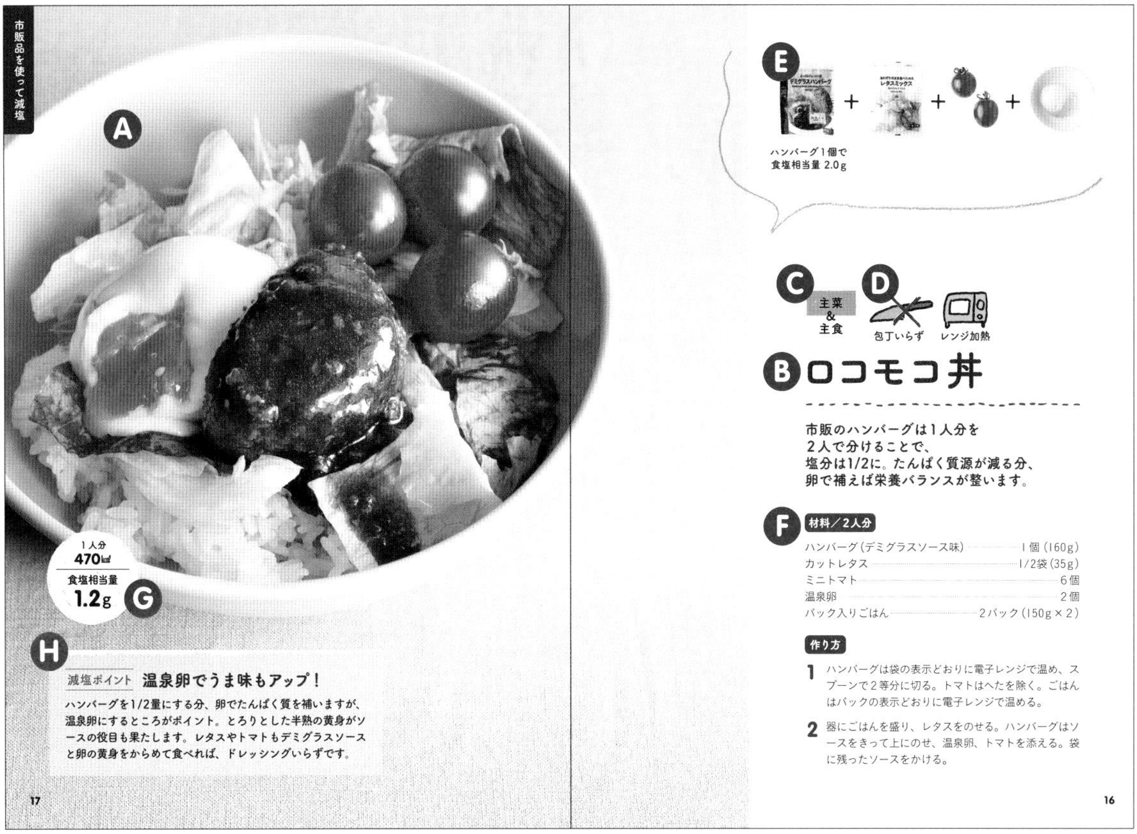

E
ハンバーグ1個で
食塩相当量 2.0g
C
主菜
&
主食
D
包丁いらず
レンジ加熱
B ロコモコ丼
市販のハンバーグは1人分を
2人で分けることで、
塩分は1/2に。たんぱく質源が減る分、
卵で補えば栄養バランスが整います。
F
材料／2人分
ハンバーグ（デミグラスソース味）……1個（160g）
カットレタス……1/2袋（35g）
ミニトマト……6個
温泉卵……2個
パック入りごはん……2パック（150g×2）
作り方
1 ハンバーグは袋の表示どおりに電子レンジで温め、スプーンで2等分に切る。トマトはへたを除く。ごはんはパックの表示どおりに電子レンジで温める。
2 器にごはんを盛り、レタスをのせる。ハンバーグはソースをきって上にのせ、温泉卵、トマトを添える。袋に残ったソースをかける。
16
市販品を使って減塩
A
1人分
470kcal
食塩相当量
1.2g
G
H
減塩ポイント 温泉卵でうま味もアップ！
ハンバーグを1/2量にする分、卵でたんぱく質を補いますが、温泉卵にするところがポイント。とろりとした半熟の黄身がソースの役目も果たします。レタスやトマトもデミグラスソースと卵の黄身をからめて食べれば、ドレッシングいらずです。
17

A 料理写真。盛りつけは1人分が基本。2人分盛っている場合は、その旨を写真に明記。

B 料理名

C 料理の種類

- 「主菜」はたんぱく質源（肉、魚、大豆・大豆製品、卵）が主材料のメインの料理。「主食（ごはんやめんなど）」を兼ねたり、汁物を兼ねたりした料理も登場する。
- 「副菜」「汁物」は野菜やきのこ、海藻などが主材料のサブの料理。

D 調理法

「包丁いらず」「焼く」「いためる」「蒸し焼き」「ゆでる」「煮る」「レンジ加熱」など、調理法を明記。

E 市販品の紹介

使用した市販品の中でも塩分を多く含むものは食塩相当量を明記しています。**F**の材料表にマーカーのあるものは市販品を使用したものです。

F 2人分の料理の材料表とレシピ。

- 1カップ＝200mL、大さじ1＝15mL、小さじ1＝5mLの計量カップ・スプーンを使っています。
- 材料の○個、○束、○枚などの概量は、あくまでも目安なので、（　）内の重量どおりに用意しましょう。
- 電子レンジの加熱時間は600Wのものを使用した場合のもの。500Wのものを使う場合は表記の加熱時間の1.2～1.5割増を目安に調整してください。

G 1人分の栄養価（エネルギーと食塩相当量）。特にことわりのない限り、全量摂取で計算しています。

H 料理の減塩のポイントやうす味でも満足感のある味つけのコツなどを紹介。

この本で使用した調味料

減塩を実現させるには、調味料の塩分（食塩相当量）を知ることがたいせつです。この本で使用したおもな調味料の計量スプーンの重量と食塩相当量を紹介します。

調味料の計量スプーンの重量と食塩相当量一覧（g）

塩＝食塩相当量

酒（清酒 純米酒）

大さじ1（15g）▶ 塩0g

小さじ1（5g）▶ 塩0g

料理酒の場合
大さじ1（15g）▶ 塩0.3g、小さじ1（5g）▶ 塩0.1g。

塩（あら塩）
粒のあらい塩

大さじ1（15g）▶ 塩15g

小さじ1（5g）▶ 塩5g

精製塩の場合
サラサラとした塩。大さじ1（16g）▶ 塩16g、小さじ1（6g）▶ 塩6g。

みりん（本みりん）

大さじ1（18g）▶ 塩0g

小さじ1（6g）▶ 塩0g

みりん風調味料の場合
大さじ1（18g）▶ 塩0g。100gあたりでは0.2gとわずかに食塩が含まれます。

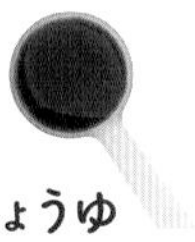

しょうゆ（濃い口しょうゆ）

大さじ1（18g）▶ 塩2.6g

小さじ1（6g）▶ 塩0.9g

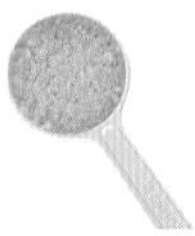

みそ（淡色辛みそ）

大さじ1（18g）▶ 塩2.2g

小さじ1（6g）▶ 塩0.7g

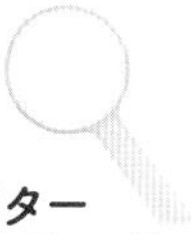

バター（食塩不使用）

大さじ1（12g）▶ 塩0g

小さじ1（4g）▶ 塩0g

食塩使用のバターの場合
大さじ1（12g）▶ 塩0.2g、小さじ1（4g）▶ 塩0.1g。

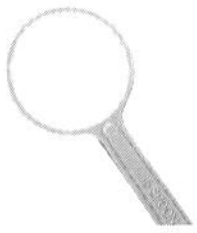

マヨネーズ

大さじ1（12g）▶ 塩0.2g

小さじ1（4g）▶ 塩0.1g

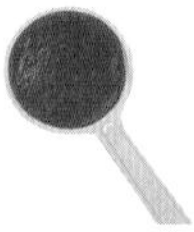

トマトケチャップ

大さじ1（18g）▶ 塩0.6g

小さじ1（6g）▶ 塩0.2g

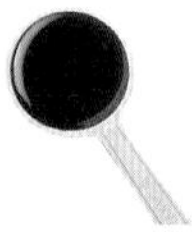

中濃ソース

大さじ1（21g）▶ 塩1.2g

小さじ1（7g）▶ 塩0.4g

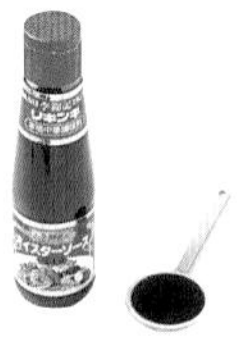

オイスターソース

大さじ1（18g）▶ 塩2.1g

小さじ1（6g）▶ 塩0.7g

練りがらし

小さじ1（5g）▶ 塩0.4g

練りわさび

小さじ1（5g）▶ 塩0.3g

おろししょうが（チューブ）

小さじ1（6g）▶ 塩0.1g

おろしにんにく（チューブ）

小さじ1（6g）▶ 塩0.3g

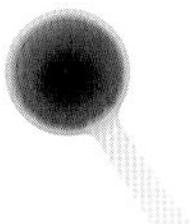

めんつゆ（3倍濃縮）

大さじ1（18g）▶ 塩1.8g

小さじ1（7g）▶ 塩0.7g

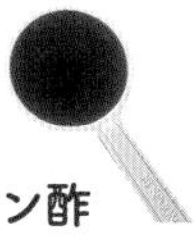

ポン酢しょうゆ（市販品）

大さじ1（18g）▶ 塩1.4g

小さじ1（6g）▶ 塩0.5g

だし（手作りカツオこんぶだし）

1カップ（200mL）▶ 塩0.2g

顆粒和風だしの場合
小さじ1（3g）▶ 塩1.2g。
湯1カップ（200mL）に顆粒和風だし小さじ1/2（1.5g）使用した場合 ▶ 塩0.6g。

顆粒鶏がらだし

小さじ1（3g）▶ 塩1.4g

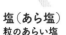

顆粒ブイヨン

小さじ1（3g）▶ 塩1.3g

※重量は女子栄養大学で実測のうえ、きりのよい数字に丸めた目安量です（2017年1月改訂）

めんどうな減塩は続かない！市販品をじょうずに使って減塩しよう

健康のために「減塩」は心がけたいけれど、今まで料理をしたことがなかったり、料理をする時間がとれなかったりすると、めんどうな減塩方法では続きませんよね。そこで、まずは自分の食習慣になじむ方法を考えてみましょう。

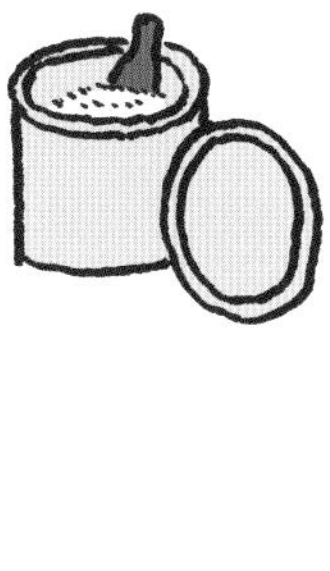

毎日の食事、どんなものを、どう食べている？

塩分を控えた食事は、習慣にならなければ意味がありません。一日あたりの食塩相当量の目標量が男性は7.5g未満、女性は6.5g未満。

減塩を習慣づけるには、今の食習慣を把握して、無理のない減塩方法を実践することがポイントです。日本人の平均的な食塩摂取量は一日10gともいわれています。まずは一日に摂取している食塩相当量を2〜3g減らすことから始めましょう。

次のページから、具体的な減塩アイデアを紹介します。

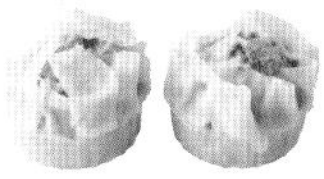

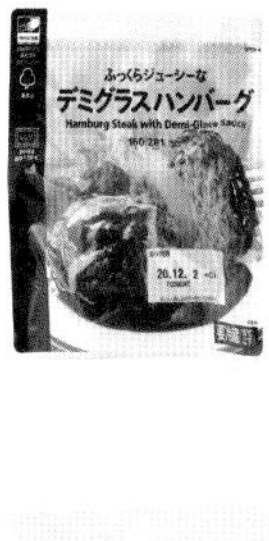

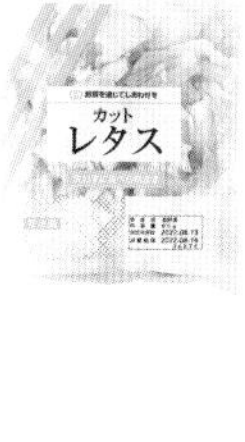

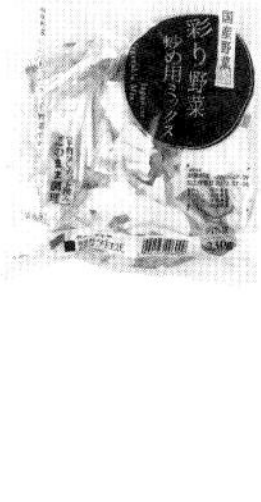

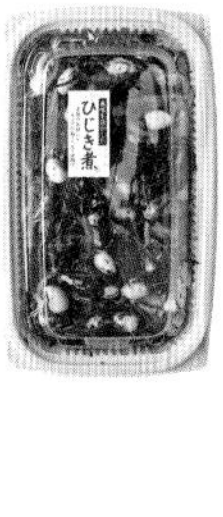

減塩アイデア 1

市販品の塩分は〝かさ増し〟で減塩

外食が多く、料理もあまり得意ではないなら、まずは市販品を使って減塩する方法を試してみましょう。

最近は、レンジで温めれば食べられる本格的な料理や、凍ったまま調理に使える野菜、いろいろな野菜がパックされたカット野菜など、冷凍食品や加工食品がとても充実しています。それらをじょうずに使えば、料理に自信がない人でも、手軽に減塩料理が作れるようになります。

まず、レンジで温めれば食べられる**加工食品**を減塩するときは、パッケージに記されているデータを確認し、**塩分が高い場合は量を減らし**（**半分にし**）、その味を生かして調味料を加えずに仕上げれば、味が決まりやすく、手軽に減塩できます。

ただし、主菜の量を減らすと、たんぱく質量も減ってしまうため、**「豆腐」「厚揚げ」「大豆やミックスビーンズなどの豆類」「卵」などでかさ増しをして、たんぱく質を補いましょう。**

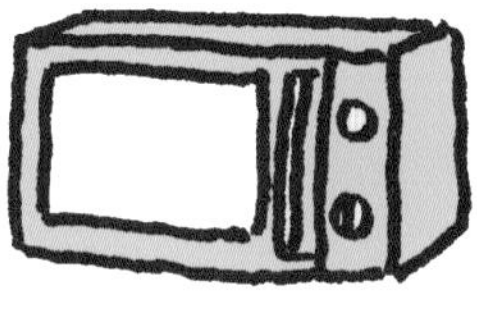

たんぱく質アップに便利な食材
便利な食材

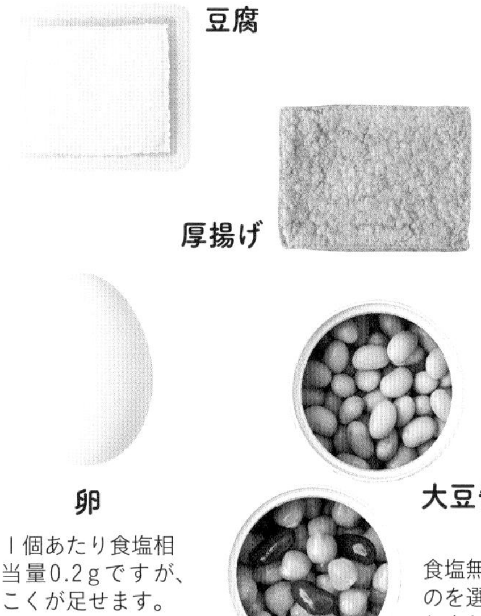
豆腐
厚揚げ
卵
1個あたり食塩相当量0.2gですが、こくが足せます。
大豆缶
食塩無添加のものを選ぶようにしましょう。
ミックスビーンズ缶

減塩アイデア2

「なんでもしょうゆ」をかければウマい！からは卒業

味がうすいな～と感じたとき、とりあえず「しょうゆ」をかけていませんか？　確かにしょうゆは、塩味とうま味の両方をプラスできる調味料ですが、量を気にせず、なんにでもかけるのが習慣になっている人は、その習慣からは卒業してみましょう。

しょうゆは、小さじ1あたり食塩相当量0.9g。たとえば、冷ややっこにひとまわしかければ、それだけで0.9gを摂取したことになります。

「なんでもしょうゆ」から卒業するおすすめの方法は、**しょうゆに酢を2：1の割合で混ぜたものを、量は変えずに使う**ことです。酢が苦手なら割合を減らしても、酢を混ぜた分、塩分を減らすことができます。

また、**塩分を含まない、辛みや香りのある調味料で味にめりはりをつける**のも効果的。塩分を含まない、お気に入りの調味料を見つけて活用してみましょう。

塩分をほとんど含まない調味料

- こしょう
- 一味とうがらし、七味とうがらし
- 粉ざんしょう
- カレー粉（商品によっては食塩添加のものもあるので要確認）
- 酢、黒酢
- 辣《らー》油《ゆ》
- すりごま、いりごま

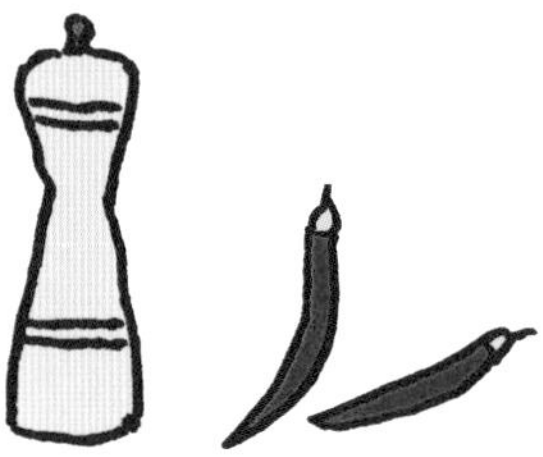

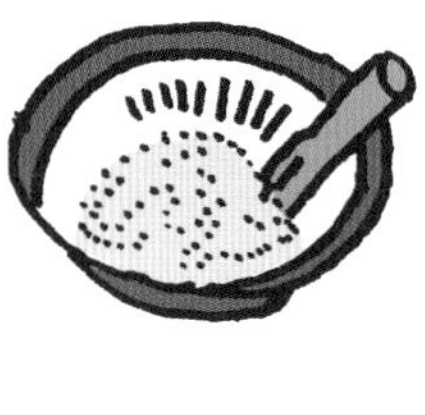

減塩アイデア 3

「ねばねば食材」「香り野菜」を味方につける！

塩分を控えた味つけをするときは、**必要最小限の調味料をいかに全体に行きわたらせるか、がポイント**になります。

そこで出番が多いのが、「**オクラ**」「**長芋**」「**納豆**」**などのねばねば食材**です。このねばねば食材に味をよくからめておき、野菜などの具と混ぜれば、全体に味をからめることができます。

さらに味方になるのが、「**しょうが**」「**にんにく**」「**ねぎ**」**などの香り野菜**です。香りをじょうずに使うと、塩味に頼らない味つけがしやすくなります。**市販のチューブタイプのものは、塩分を含んでいます**が、その塩分を生かした味つけにすれば便利です。

左記の「しょうがオイル」「にんにくオイル」は、作っておくと便利なフレーバーオイルです。油が香りを保持する効果があるので、いため物に使ったり、味つけに使ったりとなにかと重宝します。

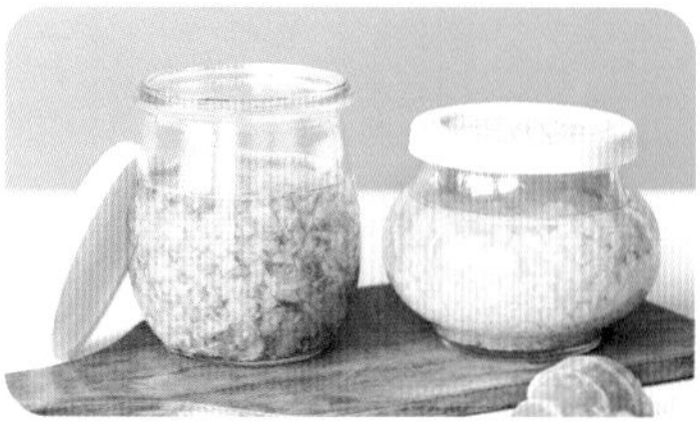

しょうがオイル（写真左）

しょうが30gをみじん切りにして、サラダ油大さじ２と1/2（30g）と混ぜる。

大さじ1で食塩相当量0g

にんにくオイル（写真右）

にんにく30gをみじん切りにして、サラダ油大さじ２と1/2（30g）と混ぜる。

大さじ1で食塩相当量0g

どちらもミキサーで攪拌《かくはん》してもOK。保存容器に入れて、冷蔵庫で２週間保存可能。

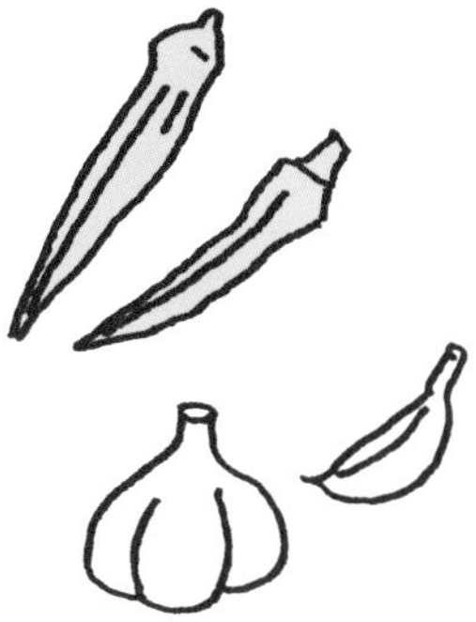

市販のチューブタイプとサラダ油でもOK

しょうが・にんにくオイルの作りおきがなく、市販のチューブタイプですぐに作りたいときは、以下の分量を参考にしてください。

・しょうがオイル大さじ１は、おろししょうが（チューブタイプ）小さじ１（6g）とサラダ油小さじ２で代用できます。
大さじ1分で食塩相当量0.1g

・にんにくオイル大さじ１は、おろしにんにく（チューブタイプ）小さじ１（6g）とサラダ油小さじ２で代用できます。
大さじ1分で食塩相当量0.3g

＊本書のしょうがオイル、にんにくオイルは生のしょうが・にんにくで栄養価計算しています。チューブタイプを使う場合は左記の食塩相当量をプラスしてください。

減塩アイデア4

「臭み」をとり、「うま味」をプラス ひと手間で味に差がでる！

塩味を控えた調理のコツは、**味つけのじゃまをする、余分なものをとり除く**ことです。調理前に肉や魚の水分をしっかりふいて臭みをとったり、調味料を入れる前に**余分な脂をふきとったり**、煮汁に浮いてきた**アクをとったり**など、少しめんどうなプロセスですが、このひと手間で味つけがピタリと決まり、塩分を控えてもおいしい料理が完成します。

もう一方で、**「うま味」をプラスする**のも調理のコツです。「だしをとる」のがめんどうであれば、**市販のだしのもと**（**食塩無添加のものを選ぶ**）を使用してもいいでしょう。また、**削りガツオ、焼きのりをちぎって**加えるのも手です。

このほかにも、手軽にうま味をプラスできる食材をあげておきます。具に入れたり、仕上げにかけたり、じょうずに活用して減塩しましょう。

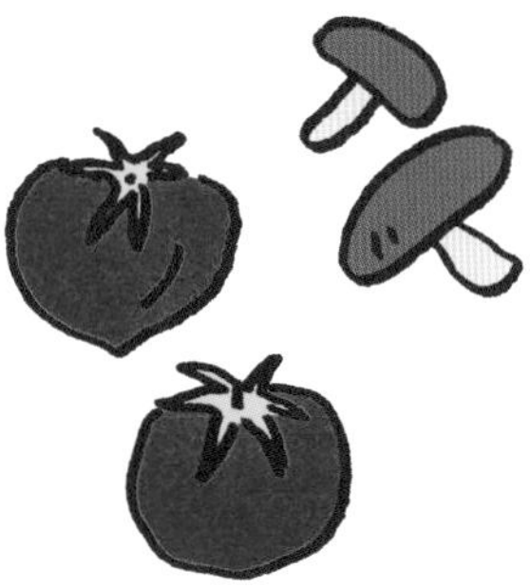

うま味や風味を
プラスできる食材

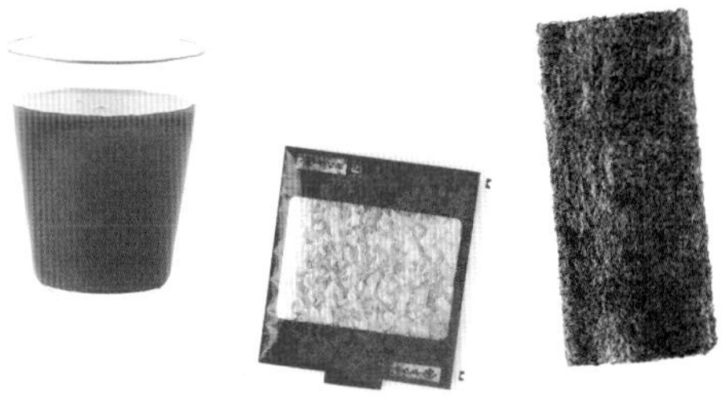

- **トマト、トマト缶**（食塩不使用）、**トマトジュース**（食塩不使用）
- **きのこ類**（しいたけ、しめじ、えのきたけなど）
- **バター**（食塩不使用）

減塩アイデア5

小さなことから始めて ずっと続ける

塩分を控えた食事を続けるには、できそうな小さいことから始めるのがいちばん。まずは**食品に記載されている塩分量を確認**するのを習慣にし、どんな食品に、どれくらいの塩分が含まれているのかチェックしてみましょう。よく食べている食品が、意外と塩分量が高いものだったと知れば、自然に量を控えられます。ラーメンや焼きそばなどの添付の調味料は全量使わなくてもよいのです。使用量を減らし、余った分は別の料理に活用しましょう。

食べる量の食塩相当量をラベルシールに書いて貼《は》っておくのも一つのアイデアです。

初めから目標値を目指さなくても、少しずつ塩分の摂取量を減らしていくことが大事です。本書のレシピを、ぜひ、毎日の減塩生活にお役立てください。

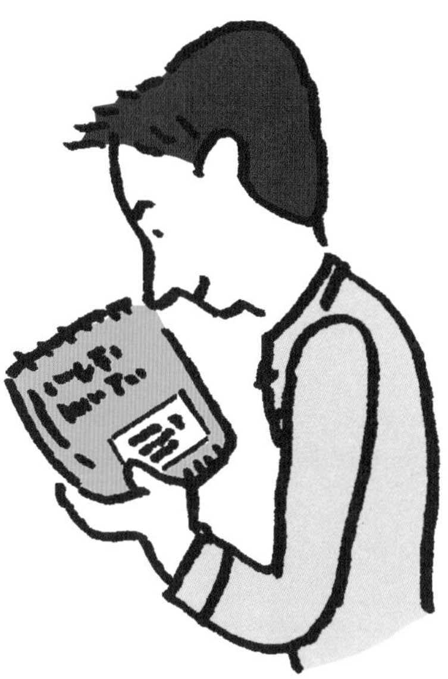

添付調味料は全量使わず、別の料理に活用

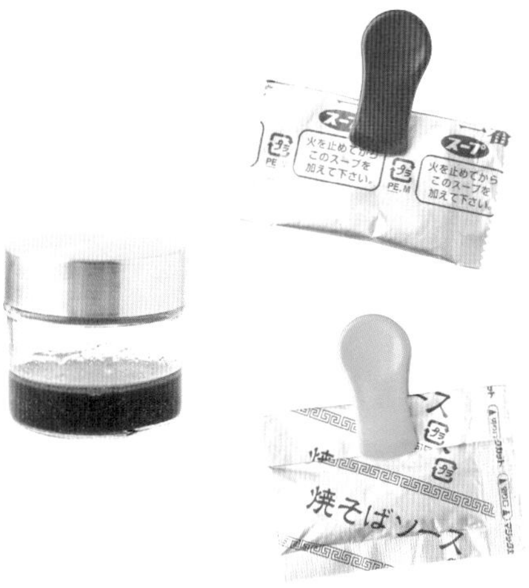

PART1

すべてを手作りにこだわる必要なし！市販品を使って減塩

コンビニやスーパーには、総菜やインスタント食品など便利な食品がたくさんあります。そんな便利な食品をじょうずに活用しながら、おいしく減塩するくふうを紹介します。今まで「料理ができないからな～」と減塩に消極的だった人も、挑戦できるレシピばかりです！

＊市販品は2021年～2022年にスーパーやコンビニで販売されていたものを活用しました。塩分を多く含むものは食塩相当量を明記しています。ご自身が使う商品の成分値を確認してご使用ください。

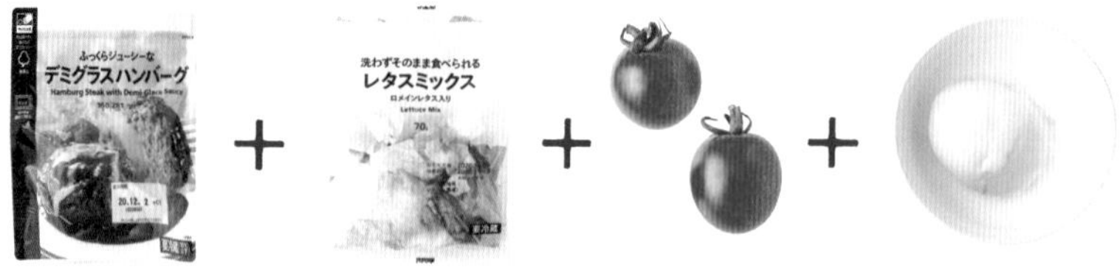

ハンバーグ1個で
食塩相当量 2.0g

主菜
&
主食

包丁いらず　レンジ加熱

ロコモコ丼

市販のハンバーグは1人分を
2人で分けることで、
塩分は1/2に。たんぱく質源が減る分、
卵で補えば栄養バランスが整います。

材料／2人分

ハンバーグ（デミグラスソース味）……1個（160g）
カットレタス……1/2袋（35g）
ミニトマト……6個
温泉卵……2個
パック入りごはん……2パック（150g×2）

作り方

1 ハンバーグは袋の表示どおりに電子レンジで温め、スプーンで2等分に切る。トマトはへたを除く。ごはんはパックの表示どおりに電子レンジで温める。

2 器にごはんを盛り、レタスをのせる。ハンバーグはソースをきって上にのせ、温泉卵、トマトを添える。袋に残ったソースをかける。

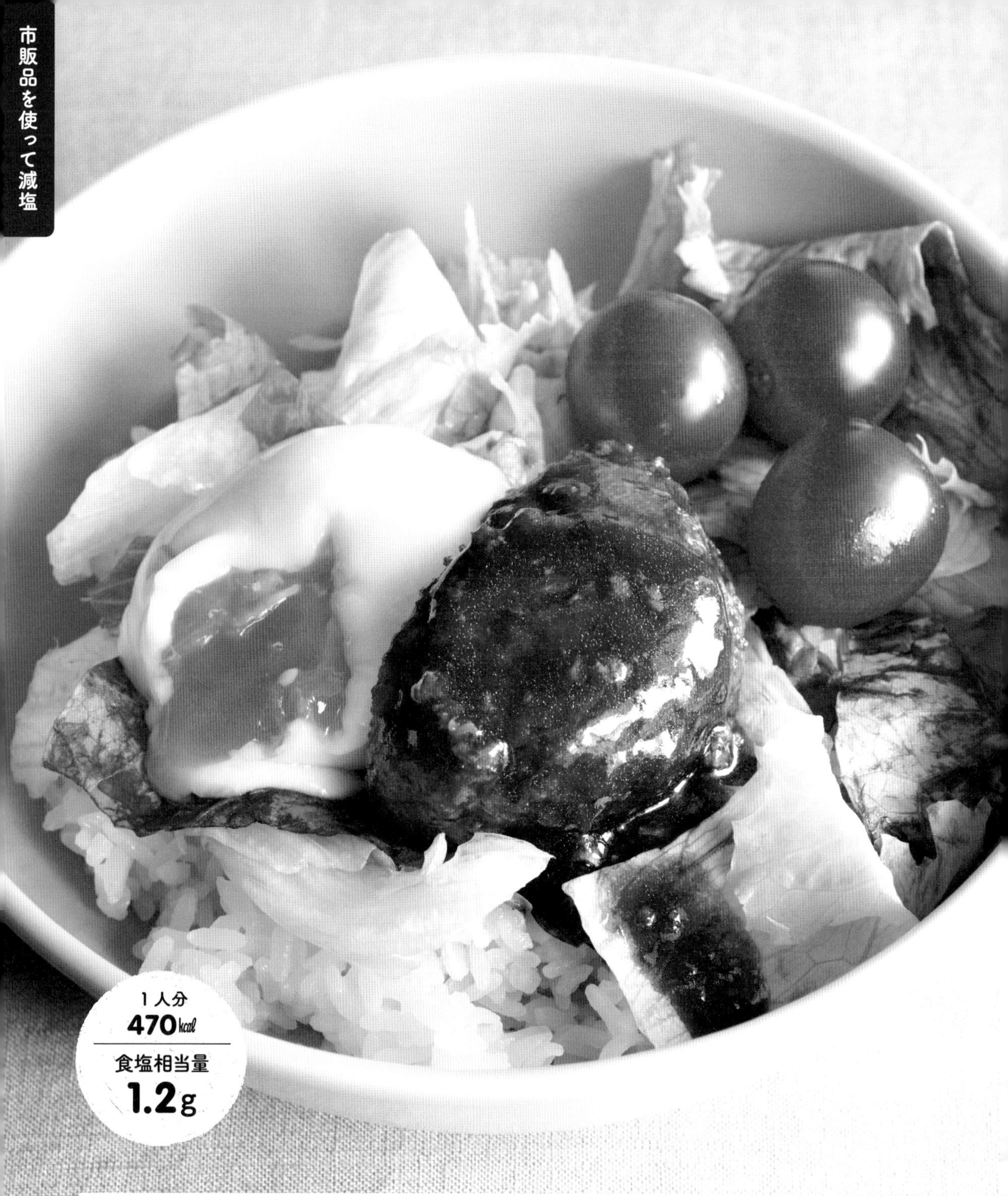

1人分
470kcal
食塩相当量
1.2g

減塩ポイント　温泉卵でうま味もアップ！

ハンバーグを1/2量にする分、卵でたんぱく質を補いますが、温泉卵にするところがポイント。とろりとした半熟の黄身がソースの役目も果たします。レタスやトマトもデミグラスソースと卵の黄身をからめて食べれば、ドレッシングいらずです。

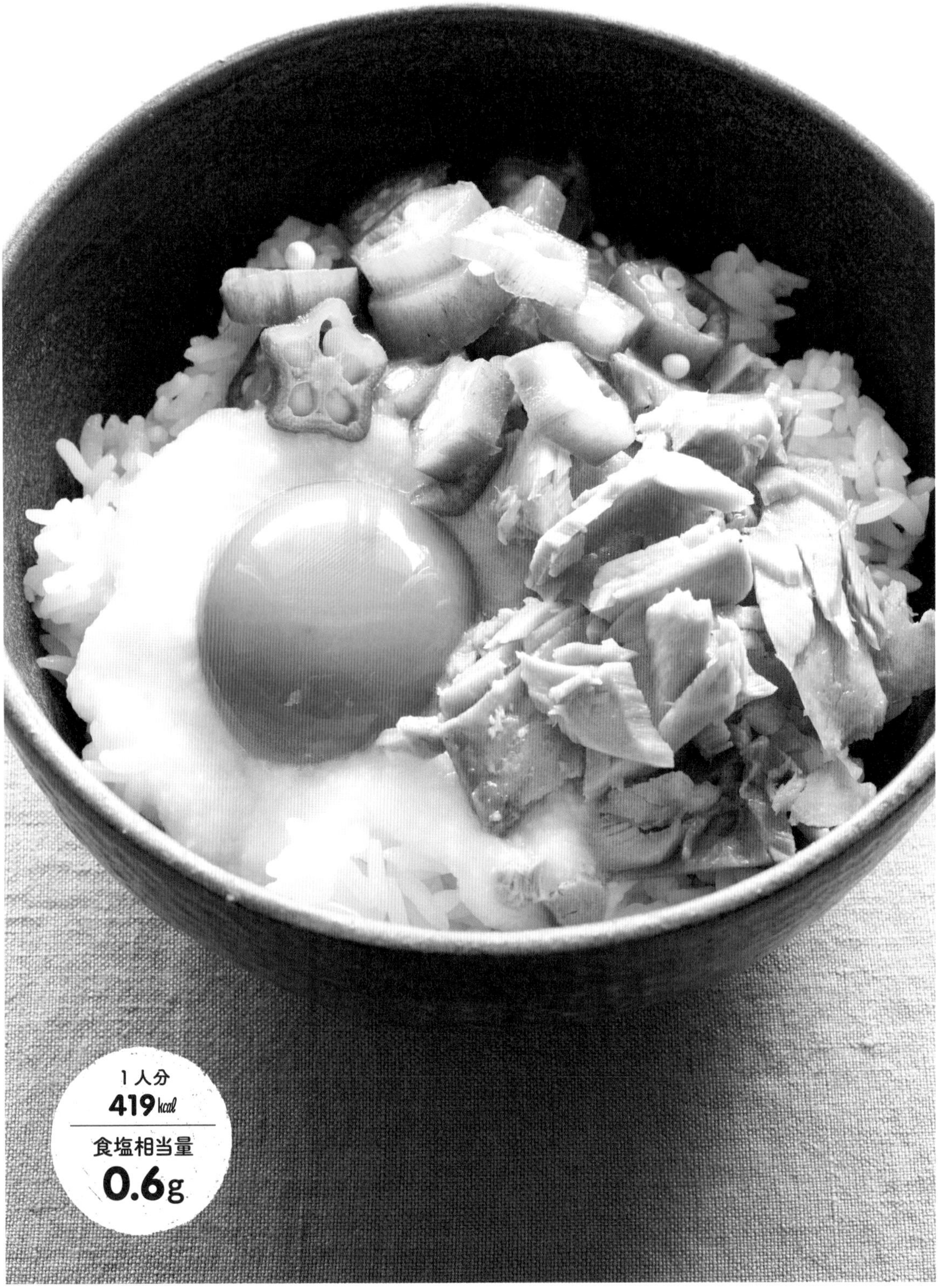
1人分
419kcal
食塩相当量
0.6g

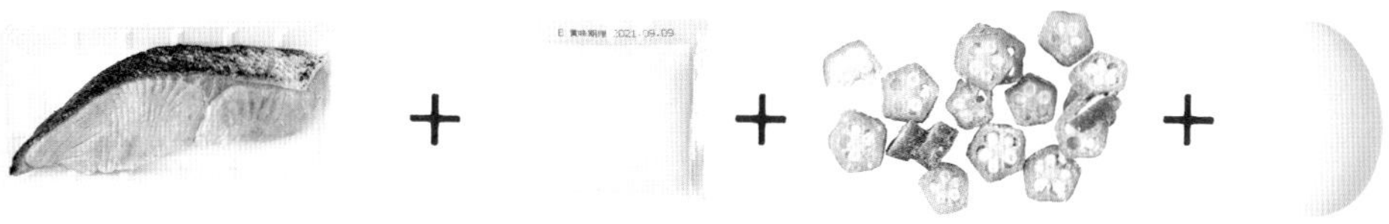

焼きザケ1切れで
食塩相当量1.1g

主菜
&
主食

包丁いらず

レンジ加熱

焼きザケとろろ丼

サケはほぐしたほうが少ない量でも
味を感じやすくなります。
ねばねば食材は味を持続して感じさせるのに効果的。

材料／2人分

焼き塩ザケ……1切れ（60g）
冷凍すりおろし長芋（自然解凍OKのもの）……2袋（40g×2）
冷凍刻みオクラ（自然解凍OKのもの）……50g
卵黄……2個
パック入りごはん……2パック（150g×2）

作り方

1 長芋とオクラはそれぞれ自然解凍する。焼き塩ザケとごはんは、それぞれパックの表示どおりに電子レンジで温める。サケはほぐす。

2 器にごはんを盛り、長芋、オクラ、サケをのせ、長芋の上に卵黄をのせる。

減塩ポイント

卵黄でこくをプラス！

卵は卵黄だけを使うほうが味を濃く感じられます。長芋とよく混ぜると、ごはんにからみやすくなります。残った卵白は小ぶりの保存容器に入れて冷凍保存し、みそ汁に加えたり、いため物にするとむだなく使えます。

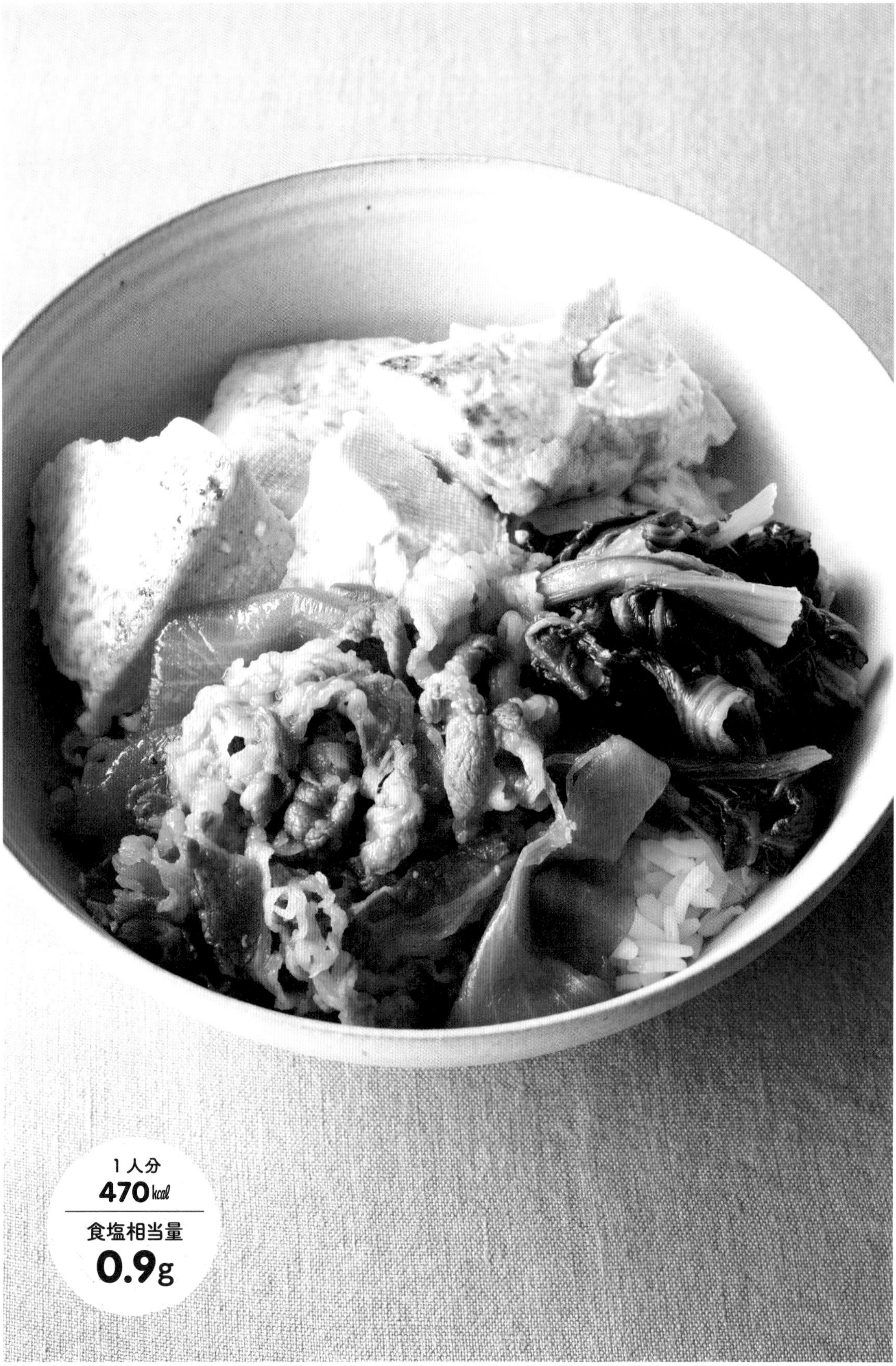
1人分
470kcal
食塩相当量
0.9g

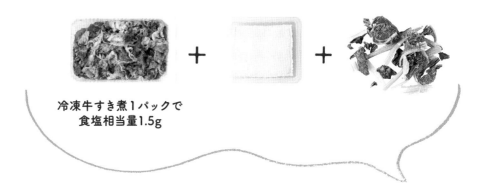

冷凍牛すき煮1パックで
食塩相当量1.5g

主菜
&
主食

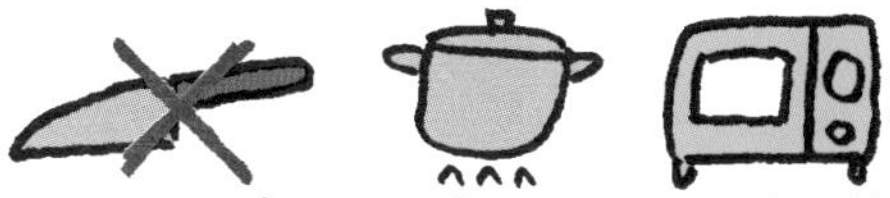

包丁いらず　煮る　レンジ加熱

肉豆腐丼

**市販の牛すき煮1人分に豆腐を加えて2人分に。
しっかり煮て豆腐の水分をとばせば、
味はうすまりません。**

材料／2人分

冷凍牛すき煮……1パック(120g)
もめん豆腐……200g
冷凍ほうれん草……1/2袋(75g)
水……1/2カップ
パック入りごはん……2パック(150g×2)

作り方

1 フライパンに豆腐をスプーンですくって入れる。牛すき煮を凍ったまま加え、分量の水を注ぐ。中火にかけて5分ほど煮る。

2 ほうれん草を凍ったまま加え、汁けがなくなるまで煮て、豆腐に焼き色をつける。ごはんをパックの表示どおりに電子レンジで温めて器に盛り、具をのせる。

減塩ポイント

余分な汁けはとばして味を決める

ほうれん草を加えたあと、汁けをとばして豆腐を焼きつけると香ばしさも加わり、味をしっかり感じられます。冷凍ほうれん草はアク抜きの必要がないので、直接加えることができて便利です。

主菜
&
主食

レンジ加熱

ソースカツ丼

**市販の豚カツは1/2枚を１人分として、
ソースの使用量をおさえます。
キャベツはレンジ加熱するとかさが減り、
味もなじみやすくなります。**

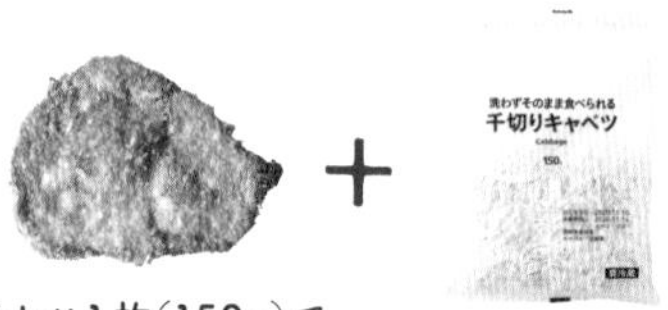

豚カツ１枚（150g）で
食塩相当量0.4g

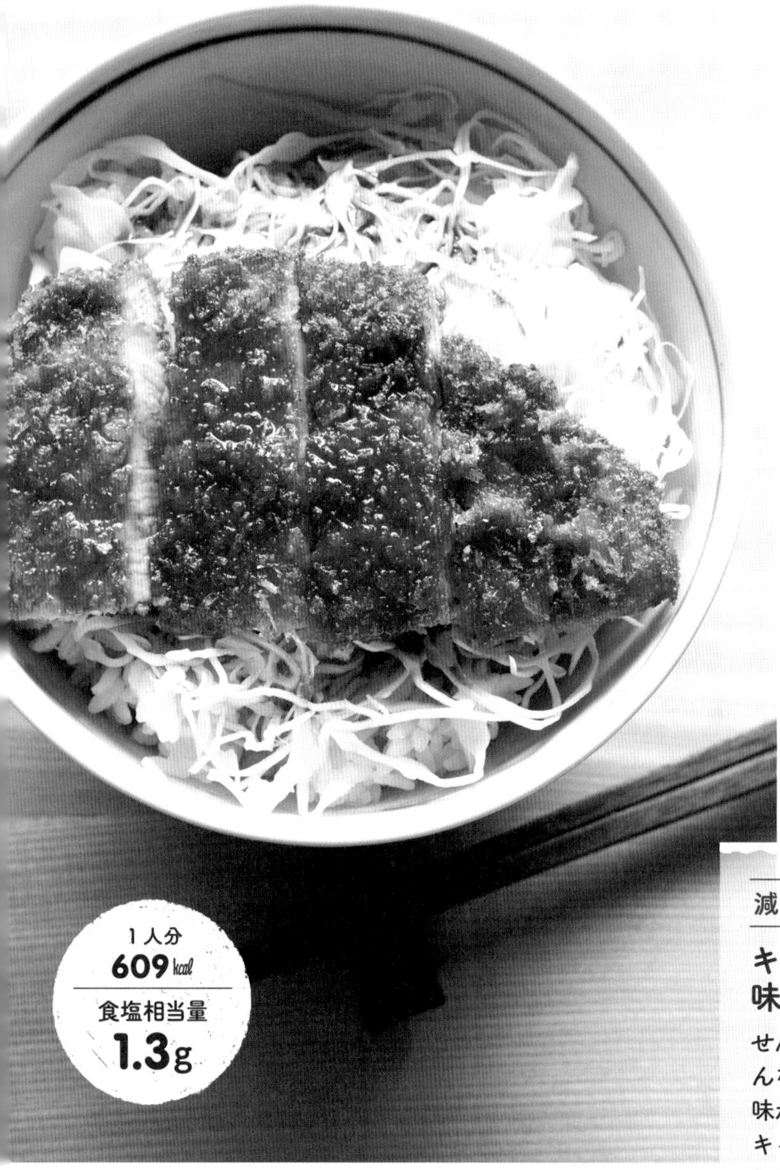

1人分
609kcal
食塩相当量
1.3g

材料／2人分

- 豚カツ……１枚（150g）
- せん切りキャベツ……2/3袋（100g）
- パック入りごはん……２パック（150g×２）
- 甘辛ソース
  - 中濃ソース……大さじ１
  - 砂糖……大さじ1/2
  - 酢……小さじ１

作り方

1. 豚カツは食べやすい大きさに切る。甘辛ソースの材料を混ぜ合わせる。
2. 耐熱皿にせん切りキャベツを入れ、ふんわりとラップをかけて電子レンジ（600W）で１分加熱する。ごはんはパックの表示どおりに電子レンジで温めて器に盛り、キャベツと豚カツをのせて甘辛ソースをかける。

減塩ポイント

**キャベツはレンジ加熱後に
味つけを**

せん切りキャベツはレンジで加熱してしんなりさせると、ソースを少量にしても味がからみやすくなります。盛りつけも、キャベツの上に豚カツをのせ、いっしょに食べると満足感を得やすくなります。

主菜&主食

包丁いらず　レンジ加熱

焼きとりの混ぜ混ぜごはん

焼きとり缶のたれの味を生かしたボリュームのある混ぜごはん。
大豆でたんぱく質を補えば、食べごたえも充分です。

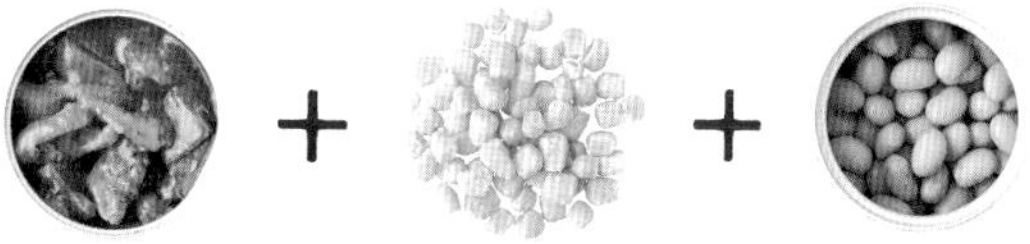

焼きとり缶1缶で
食塩相当量1.1g

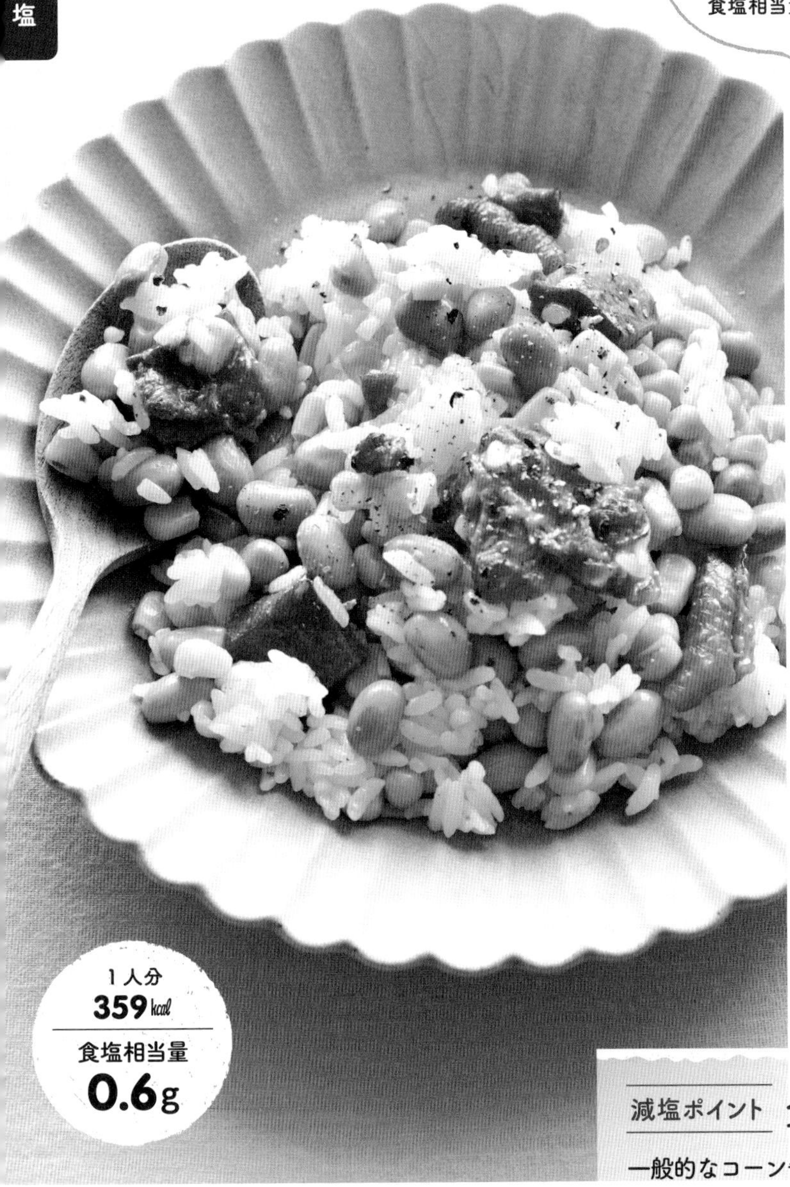

1人分
359kcal
食塩相当量
0.6g

材料／2人分

- 焼きとり缶（たれ味）……1缶（70g）
- 冷凍コーン……100g
- 大豆缶（食塩無添加）……1缶（100g）
- パック入りごはん……大1パック（200g）
- あらびき黒こしょう……少量

作り方

1. ごはんはパックの表示どおりに電子レンジで温める。
2. ボールに1を入れ、焼きとりをたれごと加える。コーンは電子レンジ（600W）で30秒ほど加熱して混ぜる。水けが出ていれば軽くキッチンペーパーでふきとる。大豆は汁けをきって加え、全体を混ぜ合わせる。器に盛り、黒こしょうをふる。

減塩ポイント　食塩無添加表示をチェック！

一般的なコーン缶と大豆缶は100gあたり0.5gの食塩が添加されています。減塩を心がけるなら食塩無添加のものを選びましょう。冷凍コーンなら100gあたり食塩相当量0gです。

冷凍中華丼の具１人分で
食塩相当量 2.8g

主菜
&
主食

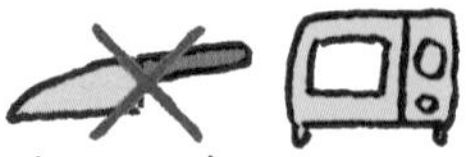

包丁いらず　レンジ加熱

野菜たっぷり豆腐中華丼

市販の中華丼の具に、冷凍ブロッコリーと豆腐を加えれば食べごたえも、栄養バランスも◎。

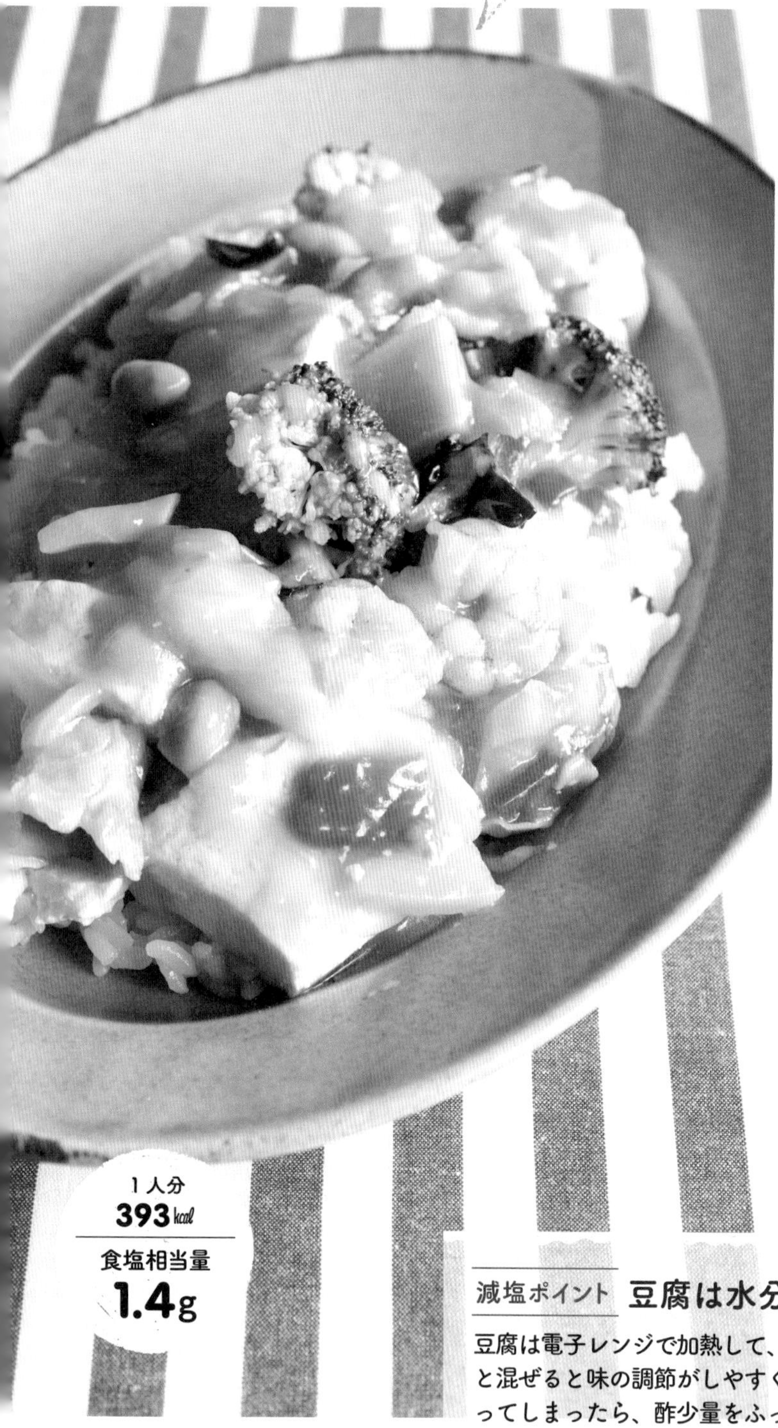

1人分
393kcal
食塩相当量
1.4g

材料／２人分

冷凍中華丼の具……１人分（200g）
もめん豆腐……200g
冷凍ブロッコリー……1/2袋（75g）
パック入りごはん……２パック（150g×２）

作り方

1 中華丼の具とごはんは、それぞれ表示どおりに電子レンジで温める。

2 耐熱皿に豆腐をスプーンで一口大にすくってのせる。ブロッコリーを凍ったままのせ、ふんわりとラップをかけて電子レンジ（600W）で４分加熱する。**1**の中華丼の具をのせて、全体を軽く混ぜる。

3 器にごはんを盛り、**2**をのせる。

減塩ポイント　**豆腐は水分をとばす**

豆腐は電子レンジで加熱して、水分を少しとばしてから中華丼の具と混ぜると味の調節がしやすくなります。もし味がもの足りなくなってしまったら、酢少量をふって味にめりはりをつけましょう。

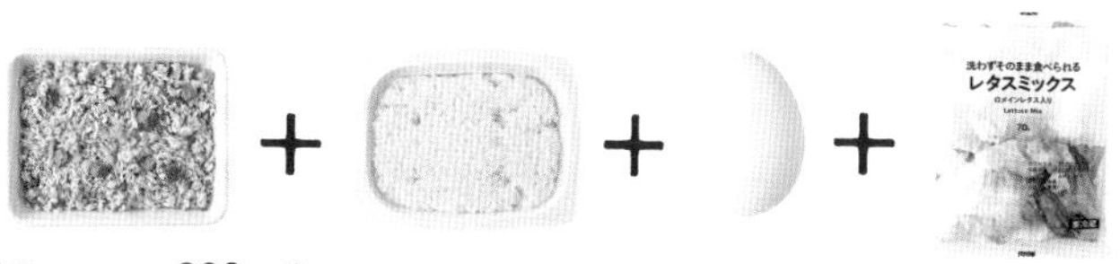

冷凍チャーハン 200gで
食塩相当量 2.4g

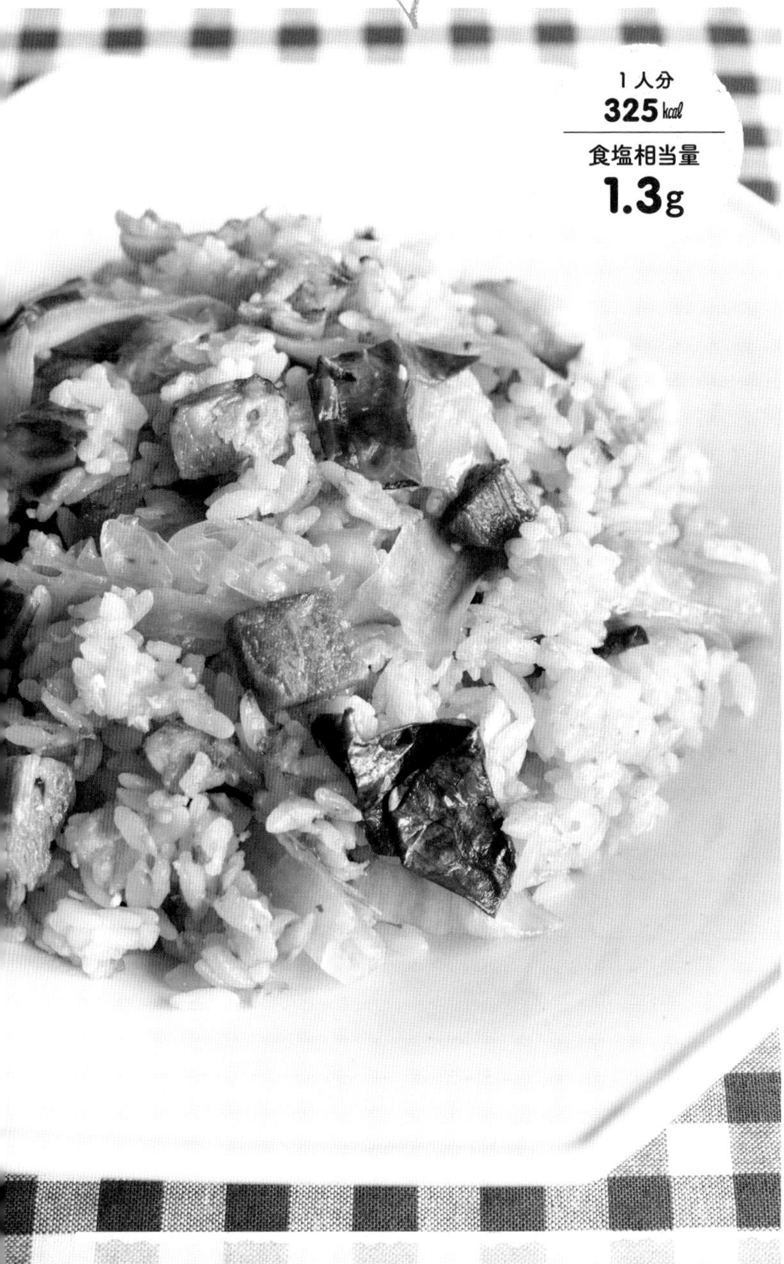

1人分
325kcal
食塩相当量
1.3g

主菜&主食

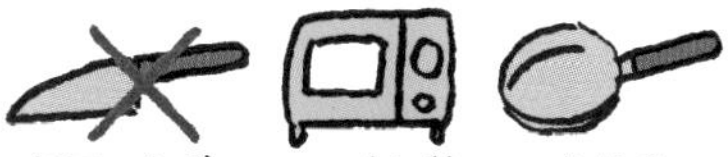

レタス卵チャーハン

冷凍チャーハンは、白いごはんと混ぜて使うのがポイント。卵でたんぱく質をアップ、レタスの食感で満足感もアップします。

材料／2人分

冷凍チャーハン……1/2袋(200g)
パック入りごはん……大1パック(200g)
卵……1個
カットレタス……1袋(70g)
サラダ油……大さじ1/2

作り方

1 ごはんはパックの表示どおりに電子レンジで温める。

2 フライパンにサラダ油を入れて中火で熱し、**1**を入れて2分ほどいためる。卵を割り入れて、さらに1分ほどほぐしながらいためる。冷凍チャーハンを加え、さらに2分ほどいためる。最後にレタスを加えていため合わせ、少ししんなりとなったら火を消す。

減塩ポイント 卵でこくをプラス！

チャーハンに白いごはんを混ぜても味つけは充分です。卵を加えるとたんぱく質が補えるだけでなく、こくをプラスすることもできます。カットレタスのシャキシャキ感もいいアクセントになります。

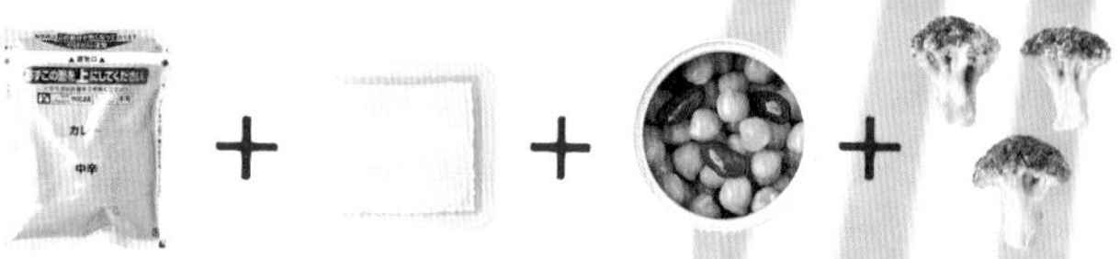

レトルトカレー1袋で
食塩相当量2.5g

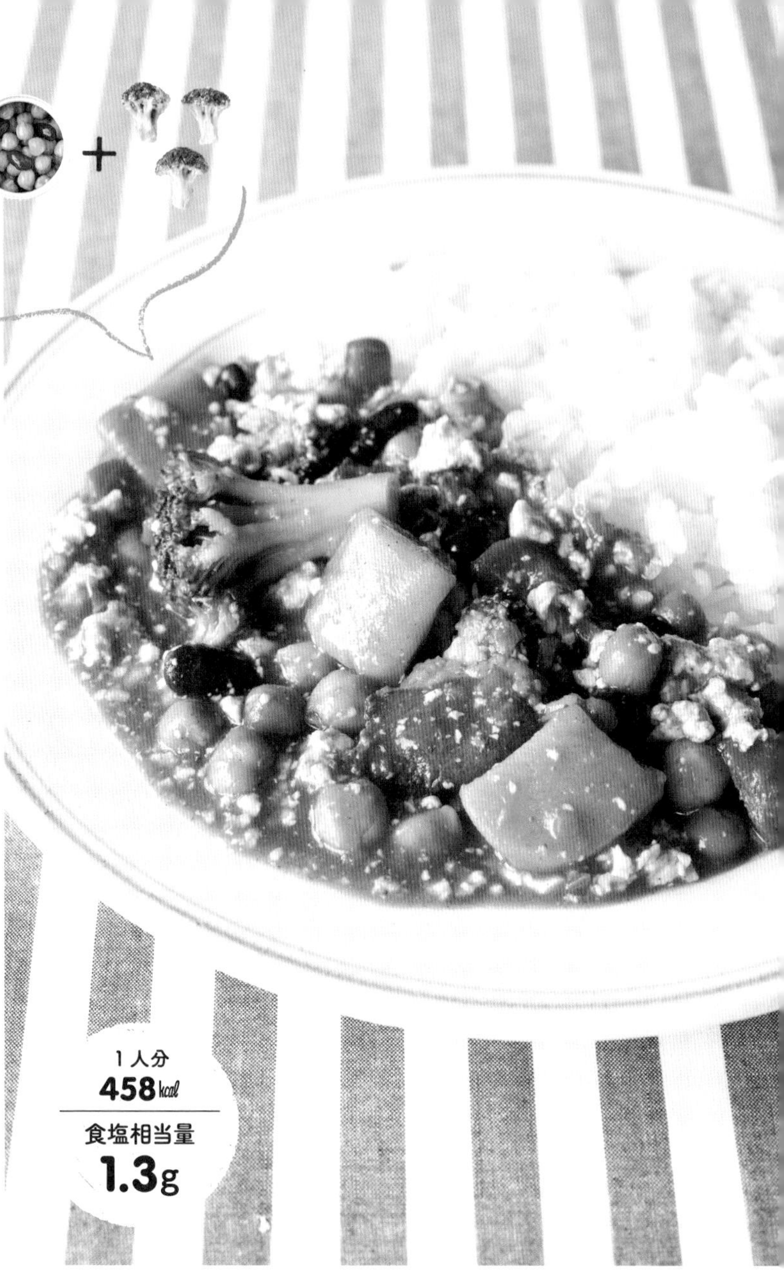

材料／2人分

レトルトカレー……1袋（180g）
もめん豆腐……150g
ミックスビーンズ缶
（食塩無添加）……1缶（100g）
冷凍ブロッコリー
……1/2袋（75g）
パック入りごはん
……2パック（150g×2）

作り方

1 耐熱ボールに豆腐を入れてつぶし、ミックスビーンズを汁けをきって加える。ブロッコリーを凍ったまま加え、カレーをかける。ふんわりとラップをかけて電子レンジ（600W）で5分加熱する。全体を混ぜ合わせる。

2 ごはんをパックの表示どおりに電子レンジで温めて器に盛り、**1**をかける。

1人分
458kcal
食塩相当量
1.3g

主菜
&
主食

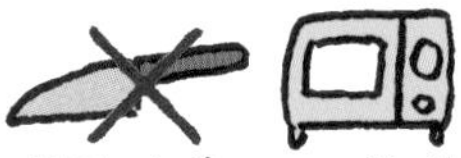

包丁いらず　レンジ加熱

ミックスビーンズの豆腐カレー

レトルトカレー1袋を2人分に。
豆腐をくずして加え、カレーをからめると、マイルドな味に仕上がります。

減塩ポイント

マイルドな味は、ごはんのドカ食い防止に

レトルトカレーは味がしっかりしているので、多少具を増やしても味はうすまりません。むしろマイルドな味になり、ごはんのドカ食い防止になります。一般的なミックスビーンズは100gあたり食塩相当量0.4gほど。食塩無添加のものを選ぶようにしましょう。

主菜
&
主食

炊く

大根とサケ缶の炊き込みごはん

炊飯器にお任せできる炊き込みごはんは、料理に不慣れな人でも作りやすいメニュー。味つけも、めんつゆでOKです。

サケの水煮缶1缶で
食塩相当量1.4g

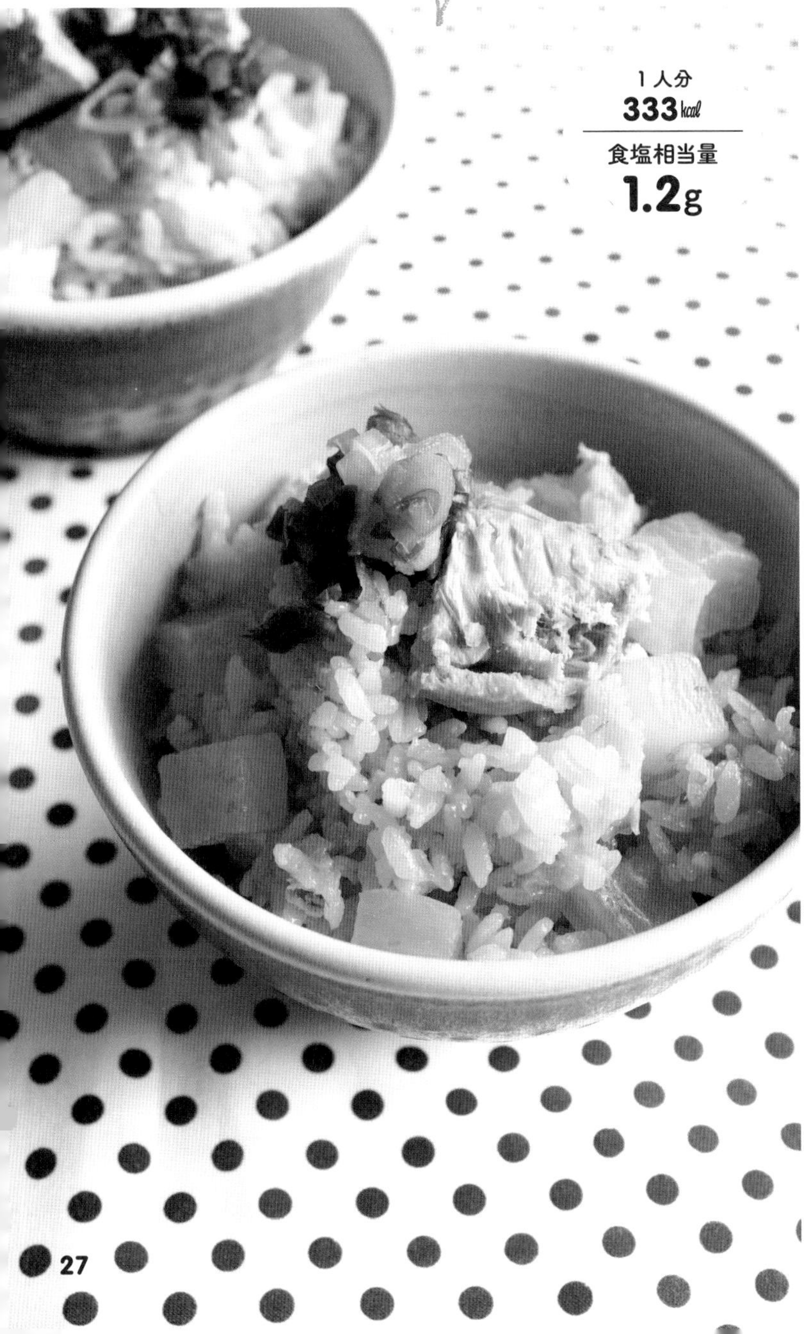

1人分
333kcal
食塩相当量
1.2g

材料／2人分×2回

米……2合
サケの水煮缶……1缶（180g）
大根……200g
めんつゆ（3倍濃縮）…大さじ2
大根の葉（あれば。小口切り）
……少量

作り方

1 米は洗ってざるにあげ、30分以上おく。大根は皮をむき、1cm角に切る。炊飯器の内釜に米を入れて2合の目盛りまで水を注ぎ、大さじ5の水を除く。

2 炊飯釜にめんつゆを加えてよく混ぜ、サケ（缶汁ごと）、大根をのせ、普通に炊く。炊き上がったら大根の葉を加えて、2～3分蒸らす。

減塩ポイント

味つけに めんつゆを活用

めんつゆは甘味やうま味を手軽に加えることができる便利な調味料です。3倍濃縮のめんつゆは大さじ1で食塩相当量1.8g。同量のしょうゆは食塩相当量2.6g。しょうゆよりも低塩なので、めんつゆをじょうずに使うと減塩できます。

主菜

包丁いらず　いため煮

1人分
116kcal
食塩相当量
0.6g

豚肉そぼろ

甘辛いウナギのたれや焼きとりのたれは味つけに自信がない人の強い味方です。

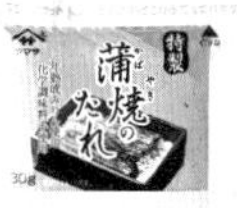

＋

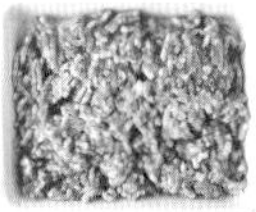

かば焼きのたれ大さじ1で
食塩相当量約1.0g

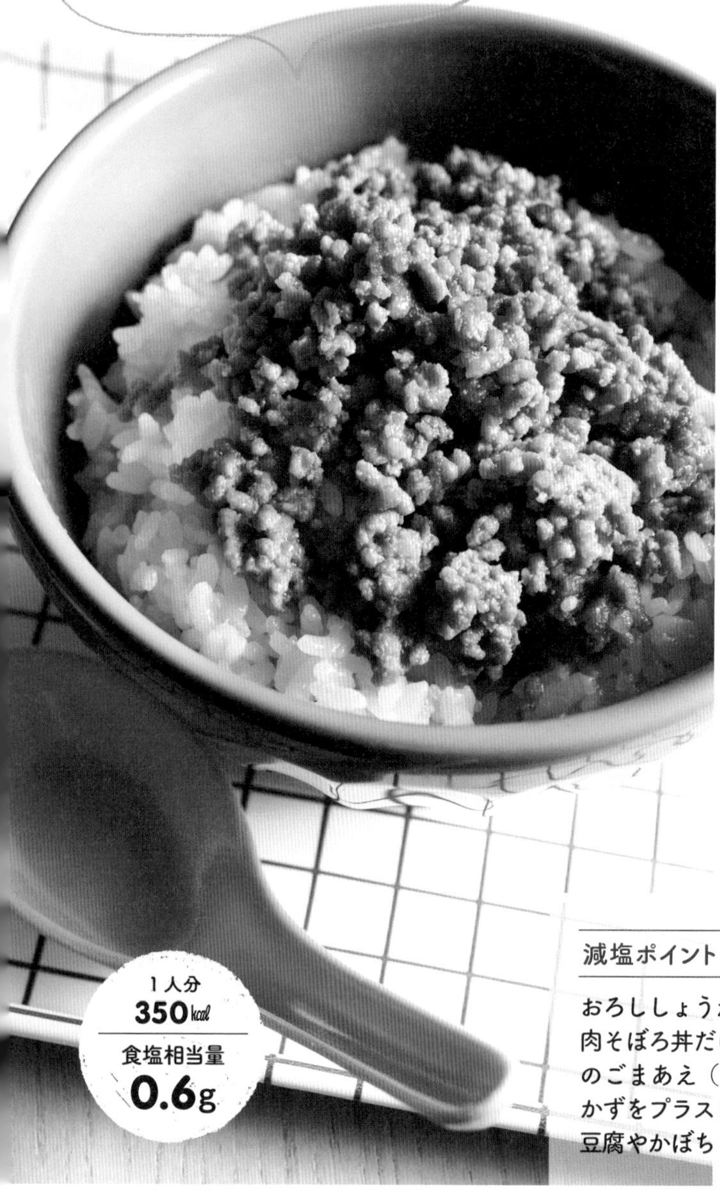

1人分
350kcal
食塩相当量
0.6g

材料／作りやすい分量（2人×2回分）

豚ひき肉……200g

a
- かば焼きのたれ（または焼きとりのたれ）・水……各大さじ2
- おろししょうが（チューブタイプ）……1cm分（0.5g）

作り方

フライパンにひき肉と **a** を入れて軽く混ぜる。中火にかけて5分ほど汁けがなくなるまでいため煮にする。

・冷蔵庫で3日保存可能。

主菜＆主食

包丁いらず　レンジ加熱

豚肉そぼろ丼

材料／1人分

豚肉そぼろ（上記）……1/4量

パック入りごはん……1パック（150g）

作り方

ごはんをパックの表示どおりに電子レンジで温めて器に盛り、豚肉そぼろをかける。

減塩ポイント **しょうがで味にめりはりを！**

おろししょうがを加えると味にめりはりがつきます。豚肉そぼろ丼だけでは野菜が足りないので、にらとえのきのごまあえ（94ページ）など、簡単に作れる野菜のおかずをプラスしましょう。豚肉そぼろはごはん以外にも、豆腐やかぼちゃの煮物にかけたりとアレンジ自在。

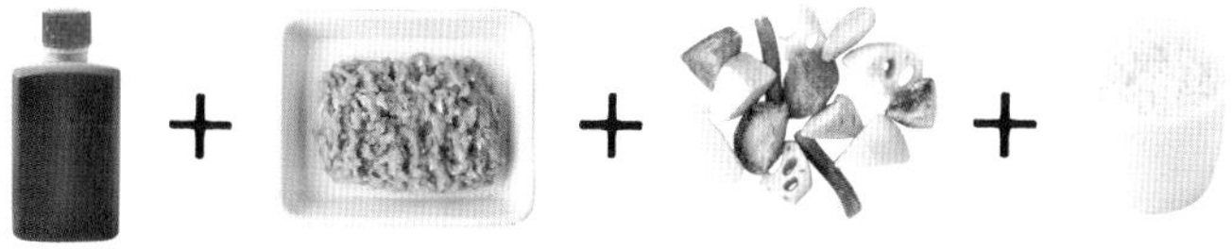

焼きとりのたれ大さじ1で
食塩相当量約1.0g

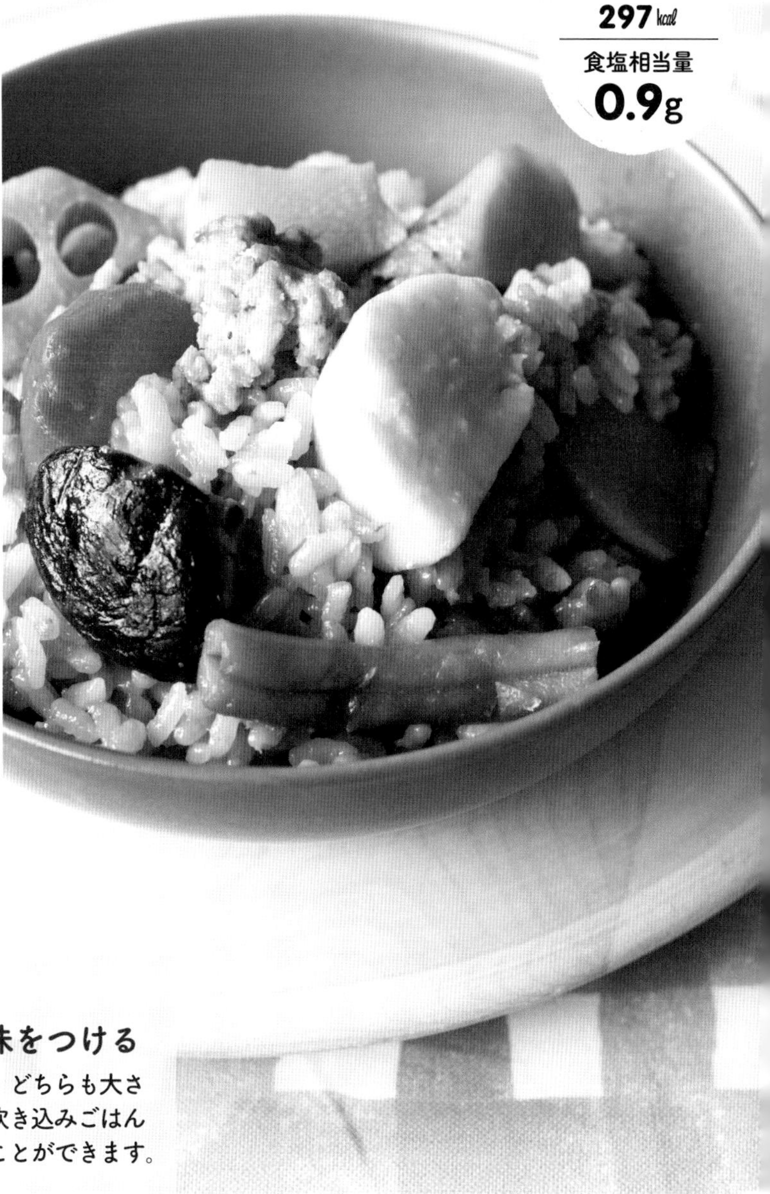

1人分
297 kcal
食塩相当量
0.9g

材料／2人分

米……………………………1合
鶏ひき肉（もも）…………150g
冷凍根菜ミックス…………150g
焼きとりのたれ
（またはかば焼きのたれ）
……………………大さじ1と1/2

作り方

1 米は洗ってざるにあげ、炊飯器の内釜に入れる。1合の目盛りまで水を注ぐ。大さじ3の水を除き、焼きとりのたれを加えて軽く混ぜる。凍ったままの根菜、ひき肉をのせて普通に炊く。

2 炊き上がったら、さっくりと全体を混ぜる。

減塩ポイント **少量のたれで、ごはん全体に味をつける**

焼きとりのたれ、かば焼きのたれは、どちらも大さじ1あたり食塩相当量は1.0g程度。炊き込みごはんにすると、少量で全体に味をつけることができます。

主菜&主食　包丁いらず　炊く

鶏肉と根菜の炊き込みごはん

焼きとりのたれを活用。根菜に甘辛いたれがしみ込みます。

主菜
&
主食

焼く　レンジ加熱

厚揚げのかば焼き丼

1人分
609kcal
食塩相当量
1.1g

**厚揚げはごま油で焼いて香ばしさをつけると、
たれの量を控えやすくなります。**

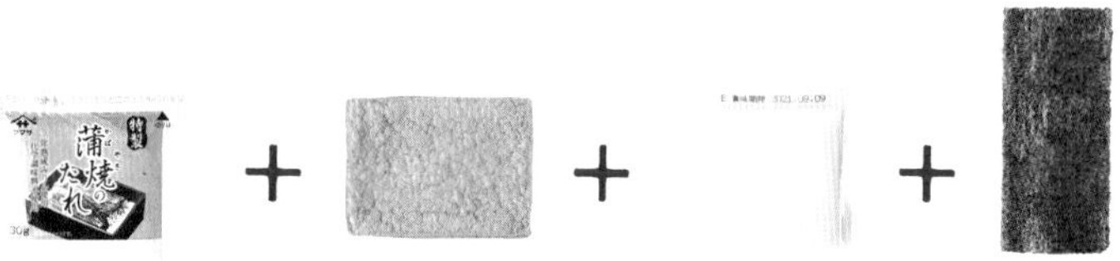

かば焼きのたれ大さじ1で
食塩相当量約1.0g

減塩ポイント

焼きのりで風味をアップ！

焼きのりは香りがよく、水分を吸うとしんなりとしてほかの食材にからまるので減塩したいときに重宝する食材です。

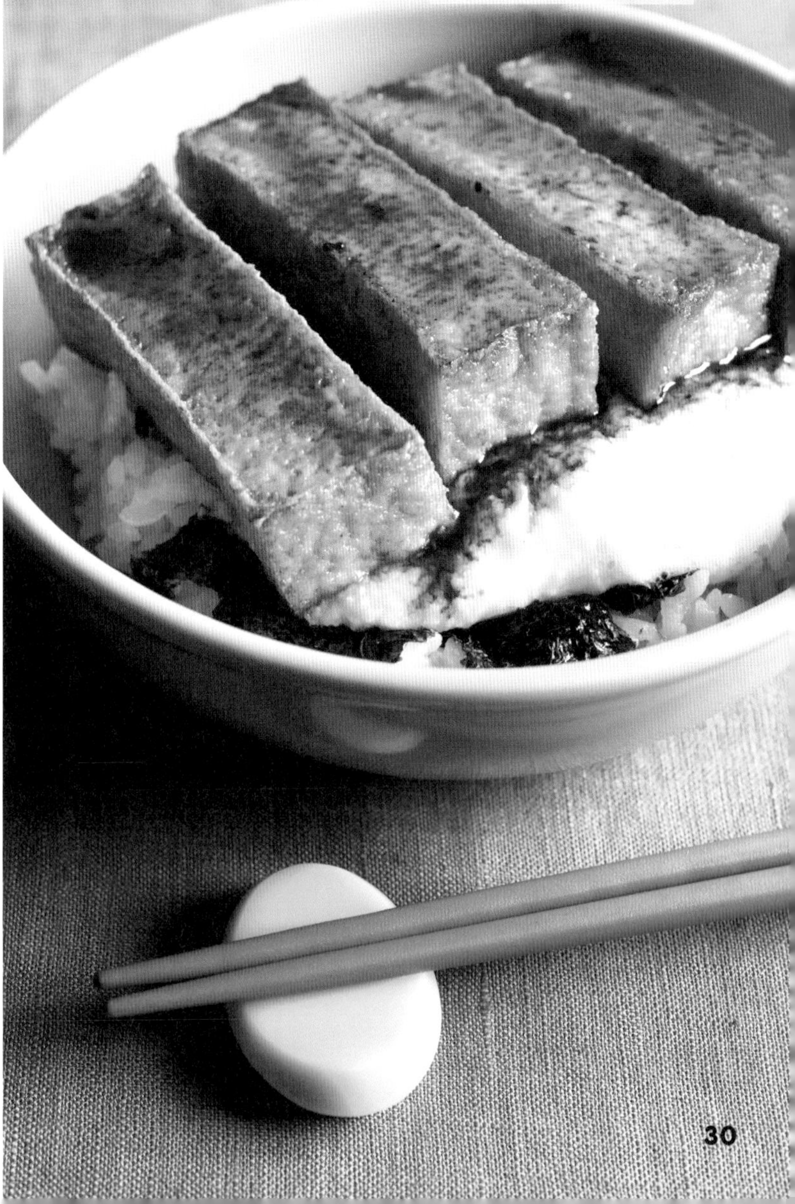

材料／2人分

- 厚揚げ……2枚（400g）
- かば焼きのたれ（または焼きとりのたれ）……大さじ2
- ごま油……小さじ2
- パック入りごはん……2パック（150g×2）
- 冷凍すりおろし長芋（自然解凍ＯＫのもの）……2袋（40g×2）
- 焼きのり……全型1枚

作り方

1. 長芋は自然解凍し、厚揚げは1枚を4等分に切る。フライパンにごま油を中火で熱し、厚揚げを並べて2分ほど焼く。裏返してさらに1分ほど焼き、かば焼きのたれを加えて照りが出るまで煮からめる。
2. ごはんはパックの表示どおりに電子レンジで温めて器に盛り、のりを手でもんで散らし、**1**の長芋、厚揚げをのせる。

材料／2人分

冷凍ほうれん草……60g
冷凍コーン……60g
卵……2個
バター（食塩不使用）……10g
かば焼きのたれ
（または焼きとりのたれ）
……大さじ1
パック入りごはん
……2パック（150g×2）

作り方

1 ほうれん草とコーンは自然解凍する。卵はときほぐす。

2 フライパンにバターを入れて中火にかけ、とき卵を入れる。半熟状になったらとり出す。続いてほうれん草とコーンを入れて1分ほどいため、かば焼きのたれを加えてさっといためる。

3 ごはんはパックの表示どおりに電子レンジで温めて器に盛り、**2**をのせる。

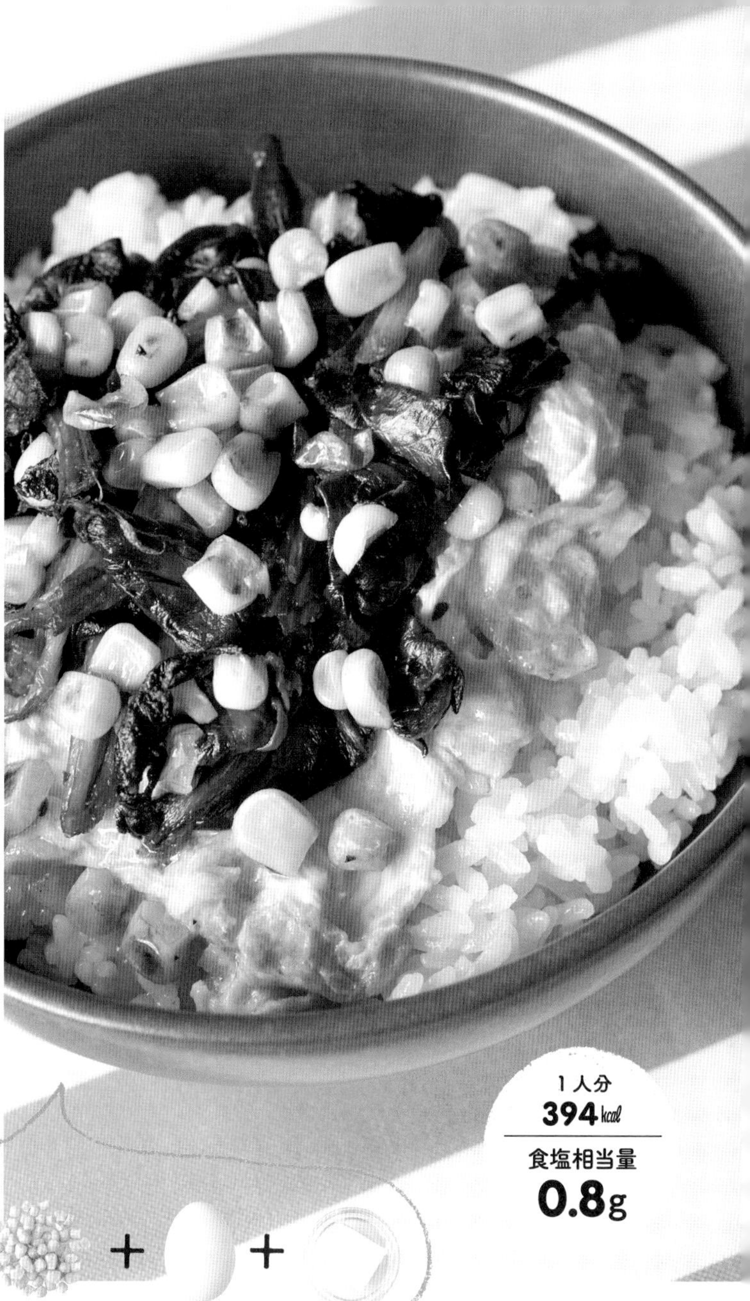

1人分
394kcal
食塩相当量
0.8g

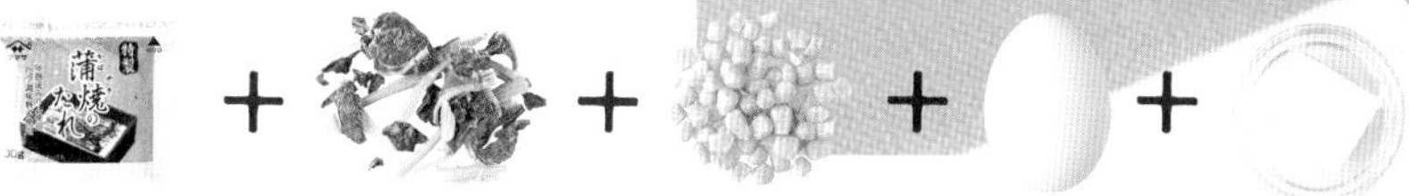

かば焼きのたれ大さじ1で
食塩相当量約1.0g

主菜
&
主食

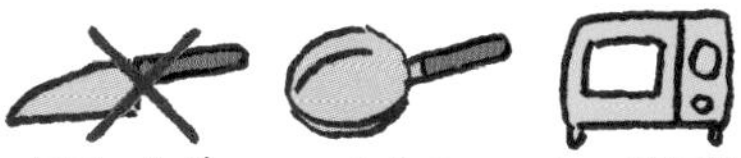

包丁いらず　いためる　レンジ加熱

ほうれん草とコーンの卵いため丼

冷凍野菜や缶詰めを、かば焼きのたれでいためるだけ！
いり卵は半熟状に仕上げるほうが、味を強く感じます。

減塩ポイント

いり卵は半熟状に！

卵は半熟状に火を通すほうが、舌ざわりがよく、味を強く感じることができます。バターでいためるとこくが増し、減塩しやすくなります。減塩している人は食塩不使用バターがおすすめ。

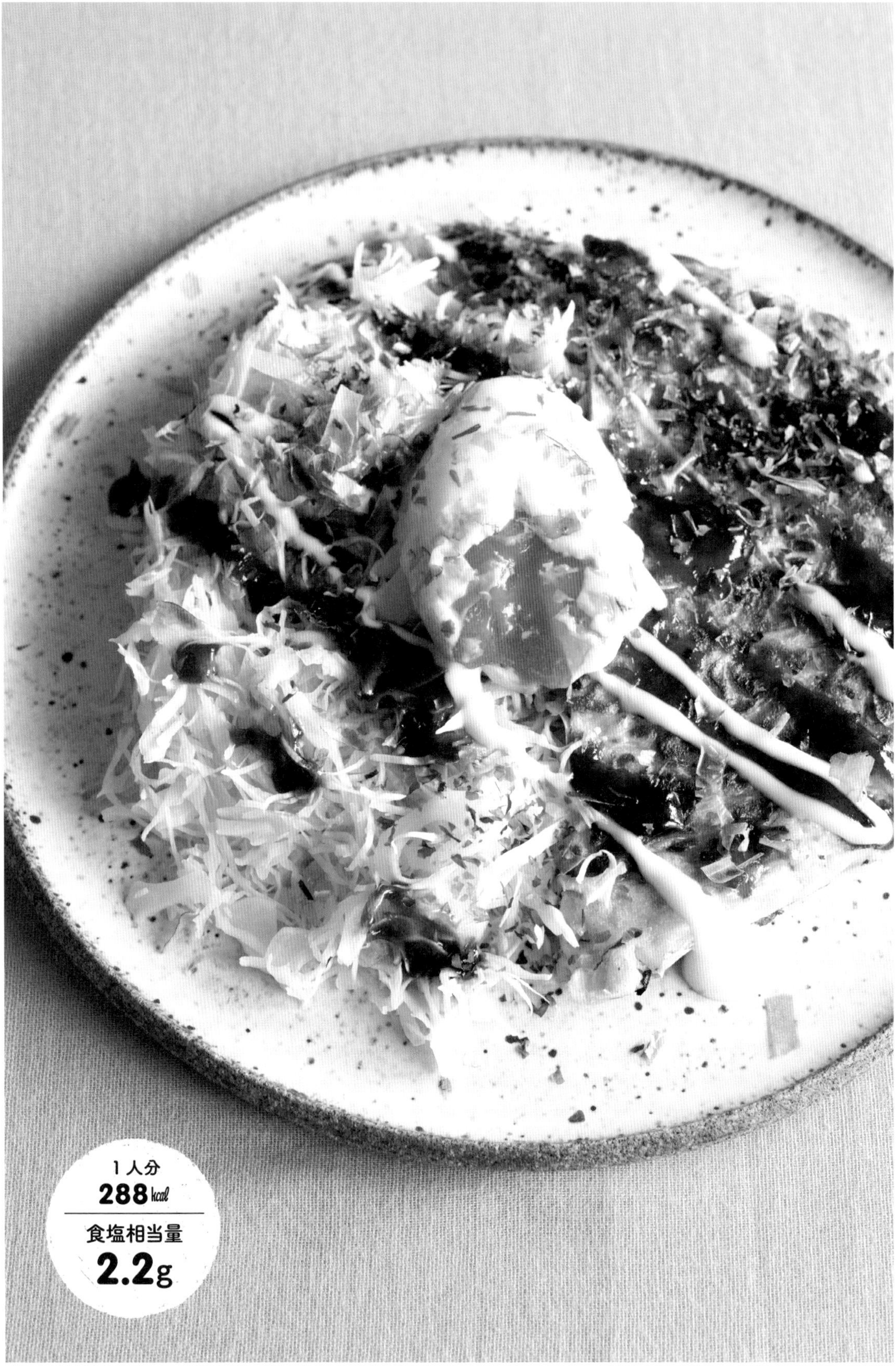
1人分
288kcal
食塩相当量
2.2g

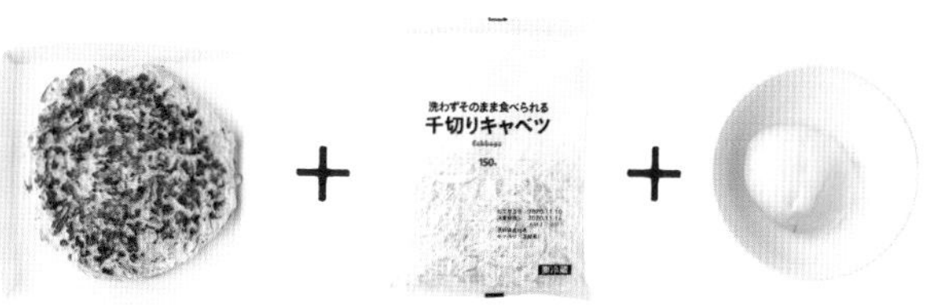

冷凍お好み焼き１枚で
食塩相当量4.1g
（付属調味料含む）

主菜
&
主食

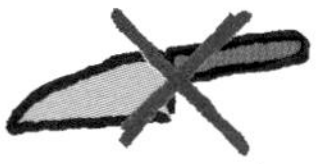
包丁いらず

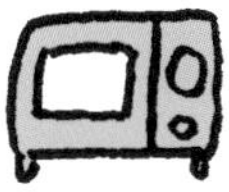
レンジ加熱

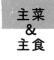

キャベツたっぷり温玉のせお好み焼き

市販のお好み焼き１枚を２人分に。
たっぷりのキャベツと温泉卵をプラスすれば大満足まちがいなし！

材料／2人分

冷凍お好み焼き……１枚（300g）
付属調味料
- お好み焼きソース……１袋（12g）
- マヨネーズ……１袋（８g）
- 削りガツオ・青のり……各適量

せん切りキャベツ……１袋（150g）
温泉卵……２個

作り方

1 お好み焼きは表示どおりに電子レンジで温め、フォークなどで２等分に切る。

2 耐熱皿にキャベツを平らに入れ、ふんわりとラップをかけて電子レンジ（600W）で２分加熱する。

3 器に**1**の半量と**2**の半量を盛り、お好み焼きに付属のソース、マヨネーズ、削りガツオ、青のりをそれぞれ半量かける。温泉卵をのせる。

減塩ポイント

温泉卵をからめながら食べて

せん切りキャベツはレンジで加熱してしんなりさせると、お好み焼きソースがよくからみます。とろりとした温泉卵をからめながら食べると、ソースの量を控えやすくなります。

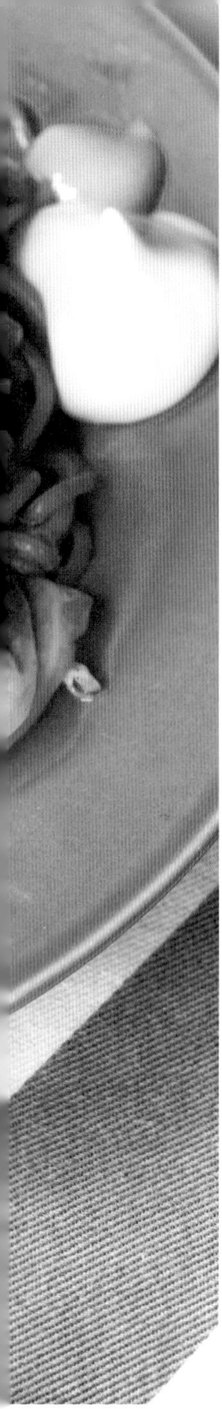

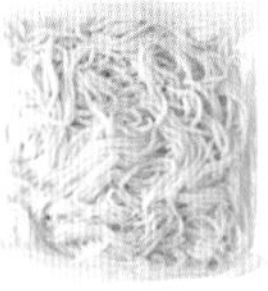 ＋ 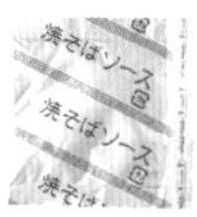 ＋ 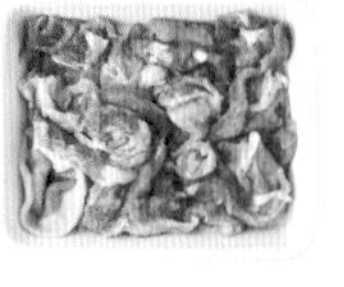 ＋ 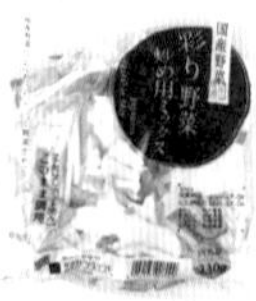

焼きそばのめん 1玉
食塩相当量 0.5g

粉末ソース 1袋
食塩相当量 2.3g

主菜
&
主食

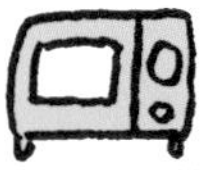
レンジ加熱

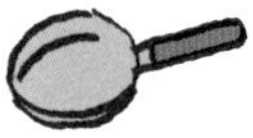
いためる

減塩ソース焼きそば

添付のソースは半分にして、
塩分の少ない調味料で味をととのえます。
こっくり味なのに、塩分約35％オフ！

材料／2人分

焼きそばのめん	2玉（150g×2）
豚こま切れ肉	160g
カット野菜ミックス	1袋（約200g）
焼きそば粉末ソース	1袋
a みりん	大さじ3
a こしょう	少量
サラダ油・マヨネーズ	各大さじ1
練りがらし	4㎝分（2g）
削りガツオ・青のり	各適量

作り方

1 豚肉は大きければ食べやすい大きさに切る。焼きそばのめんは袋を少し切り、電子レンジ（600W）で2～3分加熱する。

2 フライパンにサラダ油を中火で熱し、豚肉を入れて2分ほどいためる。**1**のめんを加えて1分ほどいため、カット野菜を加えてさらに2分ほどいためる。焼きそば粉末ソースと**a**を加えて全体にからめる。

3 器に盛り、削りガツオ、青のりをかけ、マヨネーズ、からしを添える。

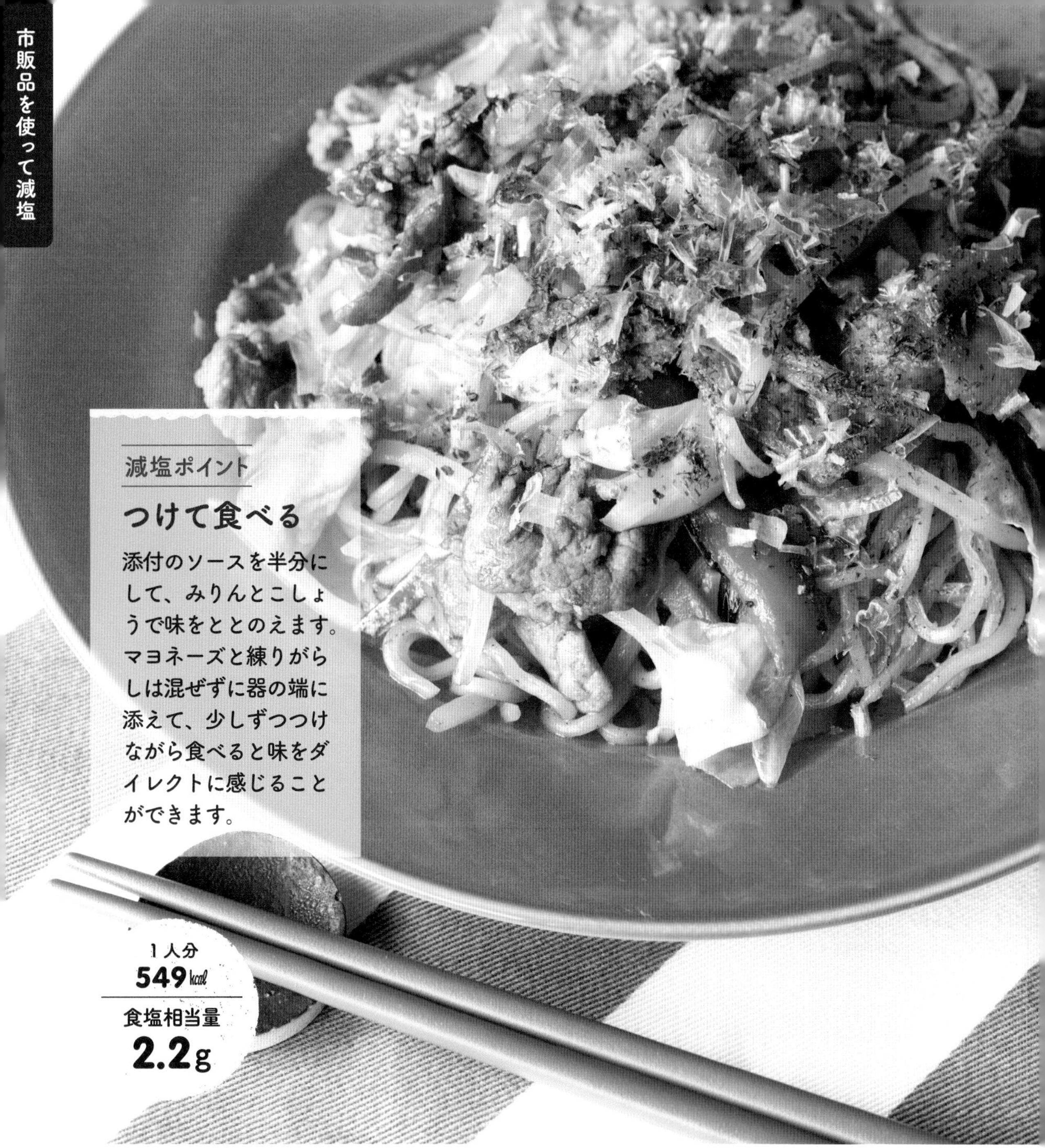

減塩ポイント

つけて食べる

添付のソースを半分にして、みりんとこしょうで味をととのえます。マヨネーズと練りがらしは混ぜずに器の端に添えて、少しずつつけながら食べると味をダイレクトに感じることができます。

1人分
549kcal
食塩相当量
2.2g

余った添付のソースをおかずの味つけに活用

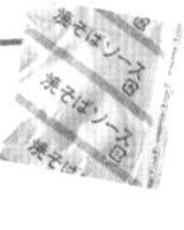

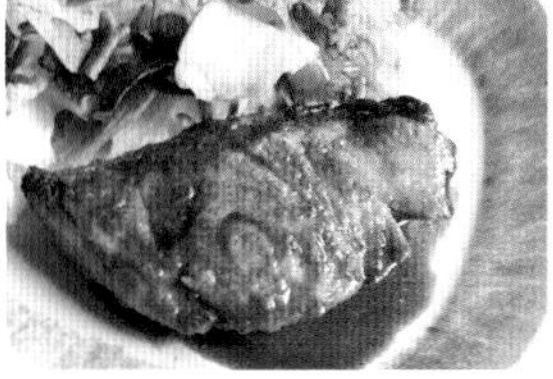

ブリの
ソースソテー
▶P51

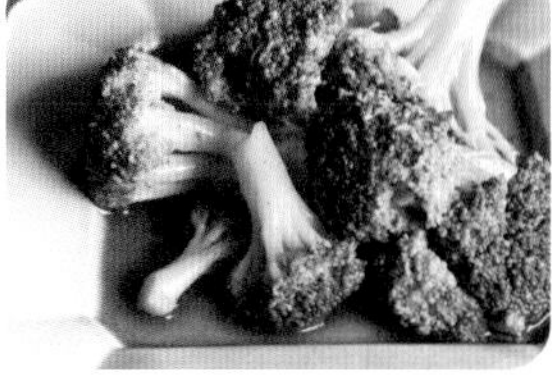

ブロッコリーの
バターソースいため
▶P58

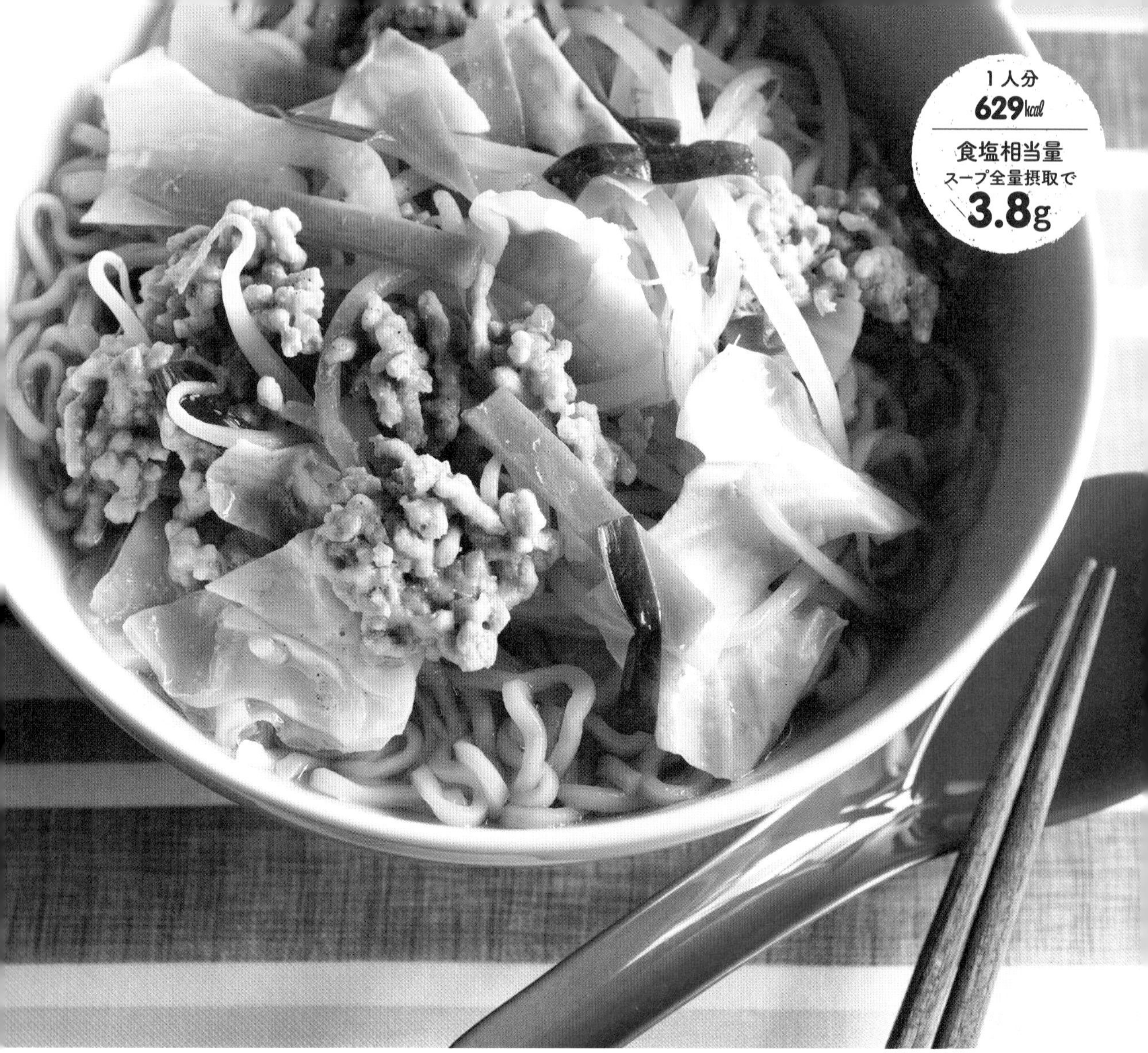
1人分
629kcal
食塩相当量
スープ全量摂取で
3.8g

減塩ポイント

1人分で作る場合はスープの量を半量に

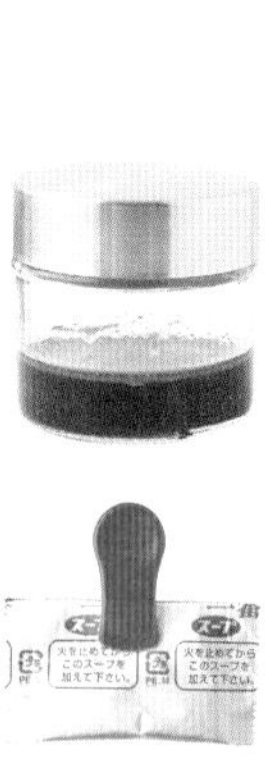

調味油入りの液体スープはいったん保存容器に入れ、水大さじ2を加えたものを半量使います。粉末調味料はクリップなどであけ口をとめて冷蔵庫へ。残ったスープのもとは冷蔵します。どちらも2日以内に使いきりましょう。

減塩ポイント

スープの量に合う器を選ぶ

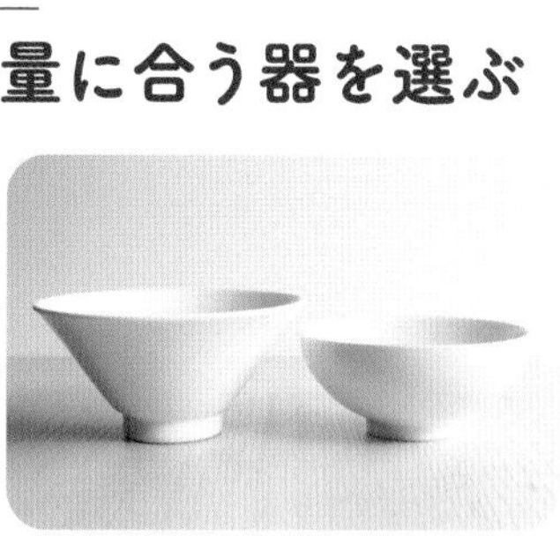

スープの量を半量にしても、めん全体がスープにつかりやすいように、浅めの器を選ぶのがおすすめ。ラーメンどんぶり（写真左）よりも平たい器がおすすめです。

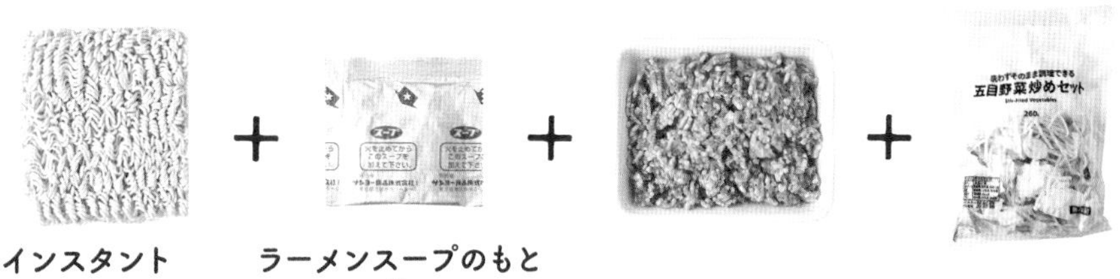

インスタント
ラーメンのめん1個で
食塩相当量1.5g

ラーメンスープのもと
1袋で
食塩相当量4.3g

主菜
&
主食

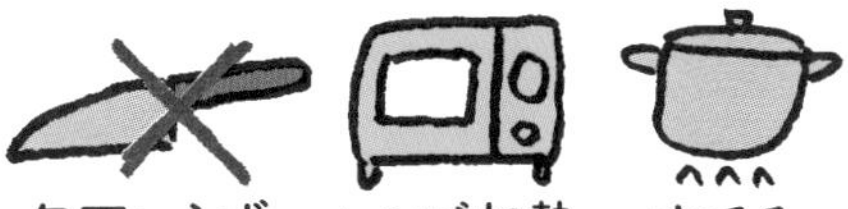

包丁いらず　レンジ加熱　ゆでる

豚ベジラーメン

一般的なラーメンと比べて塩分約35％オフ！
インスタントラーメンは塩分が高いので、1人分のスープを
2人で分けて減塩します。それでも高塩分なので、
ほかの食事で塩分を控えるなど1日の中で調整しましょう。

材料／2人分

インスタントラーメンのめん
……2個（80g×2）
豚ひき肉……160g
カット野菜ミックス
……1袋（260g）
サラダ油……大さじ1
ラーメンスープのもと
（しょうゆ味）……1袋
こしょう……少量

作り方

1 耐熱皿にひき肉とカット野菜を入れ、サラダ油をまわしかけ、全体を軽く混ぜ合わせる。ふんわりとラップをかけ、電子レンジ（600W）で6〜8分、肉の色が完全に変わるまで加熱する。

2 なべに袋の表示どおりの湯量を沸かし、めんを表示時間どおりにゆでて、ざるにあげる（ゆで汁はとりおく）。

3 器にスープのもとを1/2量ずつ入れ、**2**のゆで汁を1/2カップ分ずつ注ぐ。**2**のめんを加えて軽くなじませ、**1**をのせ、こしょうをふる。

余ったスープのもとをおかずの味つけに活用

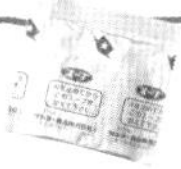

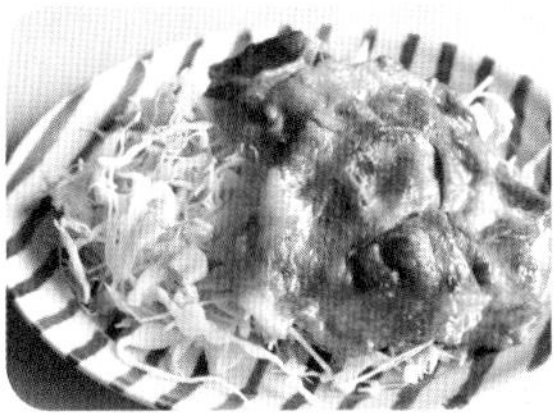

簡単
チャーシュー
▶P52

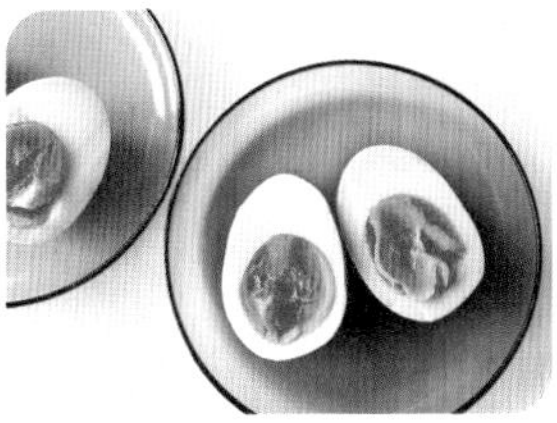

味玉
▶P52

主菜
&
主食

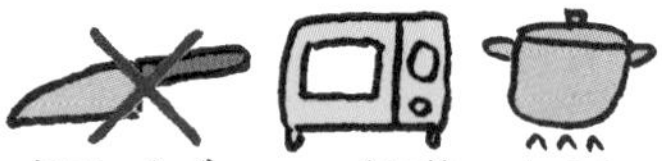

包丁いらず　レンジ加熱　ゆでる

みそラーメン

スープの量を減らす分、
バターをのせてこくを
出します。とけたバターと
ともに、めん全体に
スープもからみます。

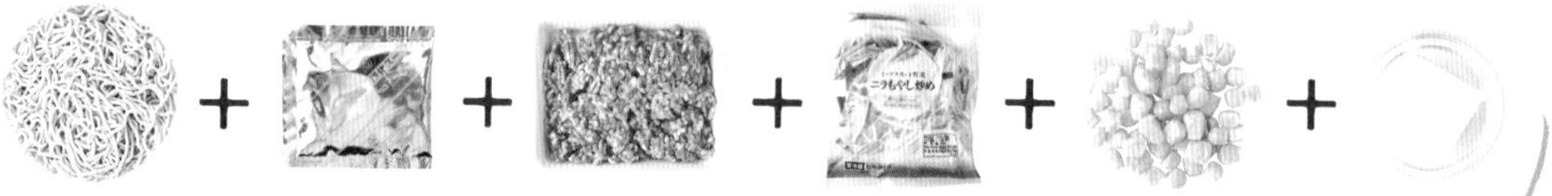

インスタント
ラーメンのめん1個で
食塩相当量1.6g

ラーメンスープのもと
1袋で
食塩相当量3.7g

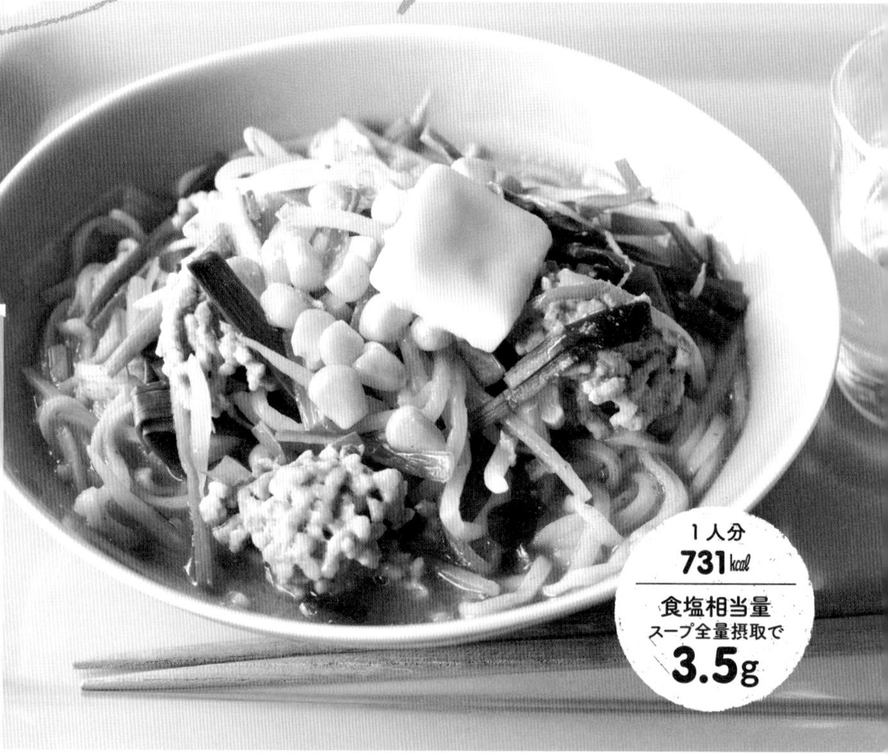

減塩ポイント

**バターで
こくをプラス**

有塩バターは大さじ1（12g）あたり、食塩相当量0.2g。食塩不使用のバターを選ぶと0.2g減塩できます。バターを使うとこくが出るので、減塩しやすくなります。

1人分
731kcal
食塩相当量
スープ全量摂取で
3.5g

材料／2人分

インスタントラーメンのめん……2個（90g×2）
豚ひき肉……160g
カット野菜ミックス……1袋（約200g）
冷凍コーン……60g
サラダ油……大さじ1
ラーメンスープのもと（みそ味）……1袋
こしょう……少量
バター（食塩不使用）……20g

作り方

1 耐熱皿にひき肉とカット野菜ミックス、コーンを入れてサラダ油をまわしかけ、全体に軽く混ぜ合わせる。ふんわりとラップをかけ、電子レンジ（600W）で6分、加熱する。

2 なべに袋の表示どおりの湯量を沸かし、めんを表示時間どおりにゆでて、ざるにあげる（ゆで汁はとりおく）。

3 器にスープのもとを1/2量ずつ入れ、**2**のゆで汁を1/2カップ分ずつ注ぐ。**2**のめんを加えて軽くなじませ、**1**をのせる。こしょうをふり、バターを半量ずつのせる。

減塩ポイント

トマトジュースでうま味を追加

トマトはうま味成分であるグルタミン酸が含まれているので、減塩調理におすすめ。ジュースなら切る手間がなく、少量使いもできるので便利です。選ぶときは食塩無添加を選びましょう。

1人分
805kcal
食塩相当量
スープ全量摂取で
3.7g

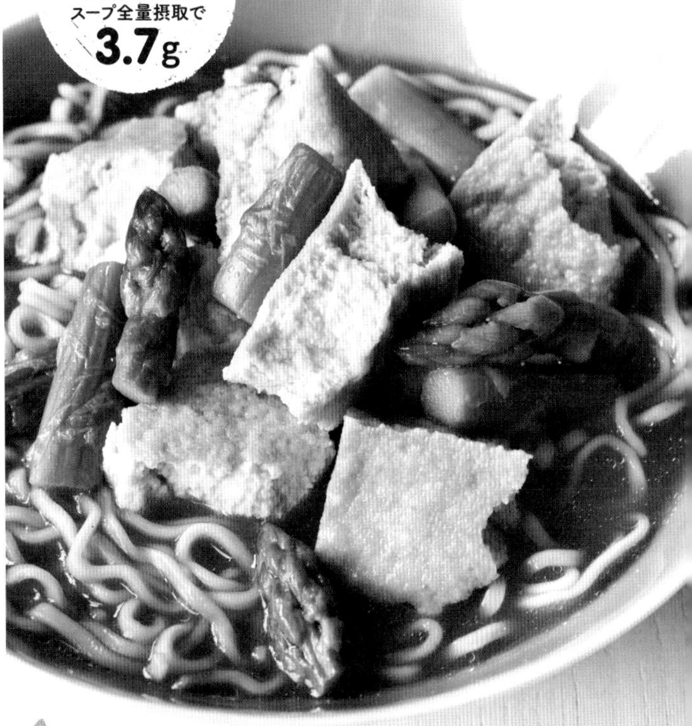

主菜&主食

包丁いらず　レンジ加熱　ゆでる

トマトラーメン

トマトジュースで
うま味を追加すれば、
スープのもとは半分で充分！
厚揚げを入れれば、
ボリュームも出ます。

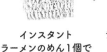

インスタントラーメンのめん1個で食塩相当量1.5g

ラーメンスープのもと1袋で食塩相当量4.3g

材料／2人分

インスタントラーメンのめん……2個（80g×2）
厚揚げ……2枚（400g）
冷凍アスパラガス……100g
オリーブ油……大さじ2
トマトジュース（食塩不使用）……1カップ
ラーメンスープのもと（しょうゆ味）……1袋
こしょう……少量

作り方

1 厚揚げは一口大に手でちぎる。アスパラは長いものは手で折る。ともに耐熱皿に入れ、オリーブ油大さじ1をまわしかけ、全体に軽く混ぜ合わせる。ふんわりとラップをかけ、電子レンジ（600W）で4分加熱する。

2 なべに袋の表示どおりの湯量を沸かし、めんを表示時間どおりにゆでて、ざるにあげて湯をきる。別のなべにトマトジュースを入れて中火にかけて温める。

3 器にスープのもとを1/2量ずつ入れ、**2**のトマトジュースを1/2量ずつ注ぐ。**2**のめんを入れて軽くなじませて、**1**をのせ、こしょうをふり、オリーブ油を大さじ1/2ずつまわしかける。

主菜
&
主食

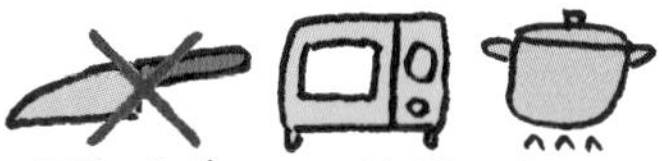

包丁いらず　レンジ加熱　ゆでる

豆乳担々ラーメン

**みそラーメンにひとくふうするなら、豆乳がおすすめ！
味がマイルドになる分、辣油でめりはりをつけます。**

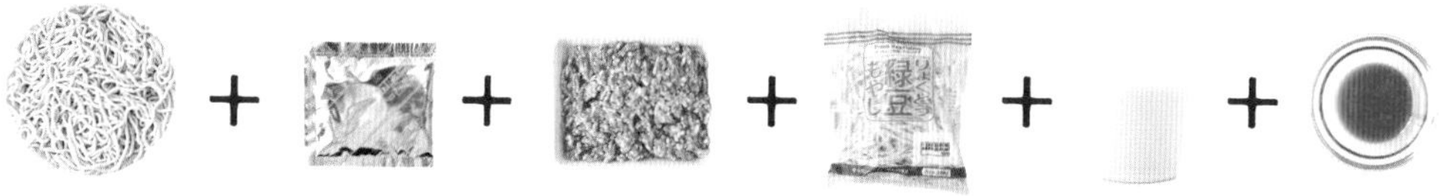

インスタントラーメンのめん1個で食塩相当量1.6g

ラーメンスープのもと1袋で食塩相当量3.7g

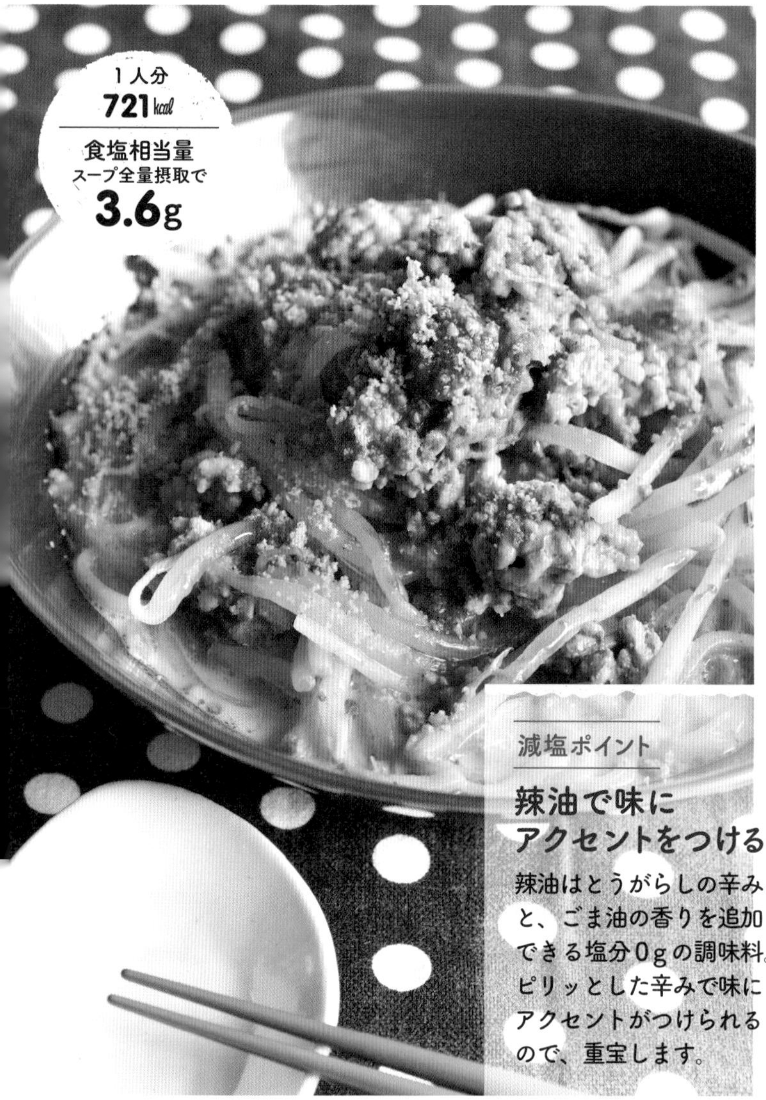

1人分
721kcal

食塩相当量
スープ全量摂取で
3.6g

減塩ポイント

辣油で味にアクセントをつける

辣油はとうがらしの辛みと、ごま油の香りを追加できる塩分0gの調味料。ピリッとした辛みで味にアクセントがつけられるので、重宝します。

材料／2人分

インスタントラーメンのめん……2個（90g×2）
豚ひき肉……160g
もやし……1袋（約200g）
ごま油……大さじ1
ラーメンスープのもと（みそ味）……1袋
調製豆乳……1カップ
すり白ごま……大さじ1
こしょう……少量
辣《らー》油《ゆ》……適量

作り方

1 耐熱皿にひき肉ともやしを入れて、ごま油を全体にからめる。ふんわりとラップをかけて電子レンジ（600W）で6～8分加熱する。

2 なべに袋の表示どおりの湯量を沸かし、めんを表示時間どおりにゆでて、ざるにあげて湯をきる。同じなべに豆乳を入れて温める。

3 器にスープのもとを1/2量ずつ入れ、**2**の豆乳を1/2量ずつ注ぐ。**2**のめんを入れて軽くなじませて、**1**をのせる。ごまとこしょうを散らし、辣油をかける。

主菜
&
主食

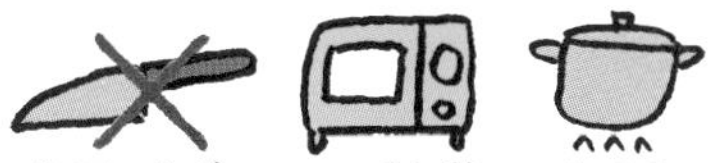

油そば

**スープのもとを油でめん全体にからめれば、
ダイレクトに味がなじみます。ねぎで香り、
辣油で辛みを足せば、
食べごたえのある一皿になります。**

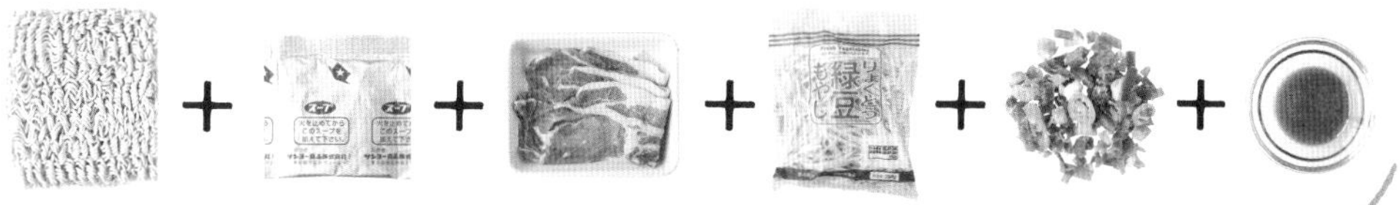

インスタント
ラーメンのめん1個で
食塩相当量1.5g

ラーメンスープの
もと1袋で
食塩相当量4.3g

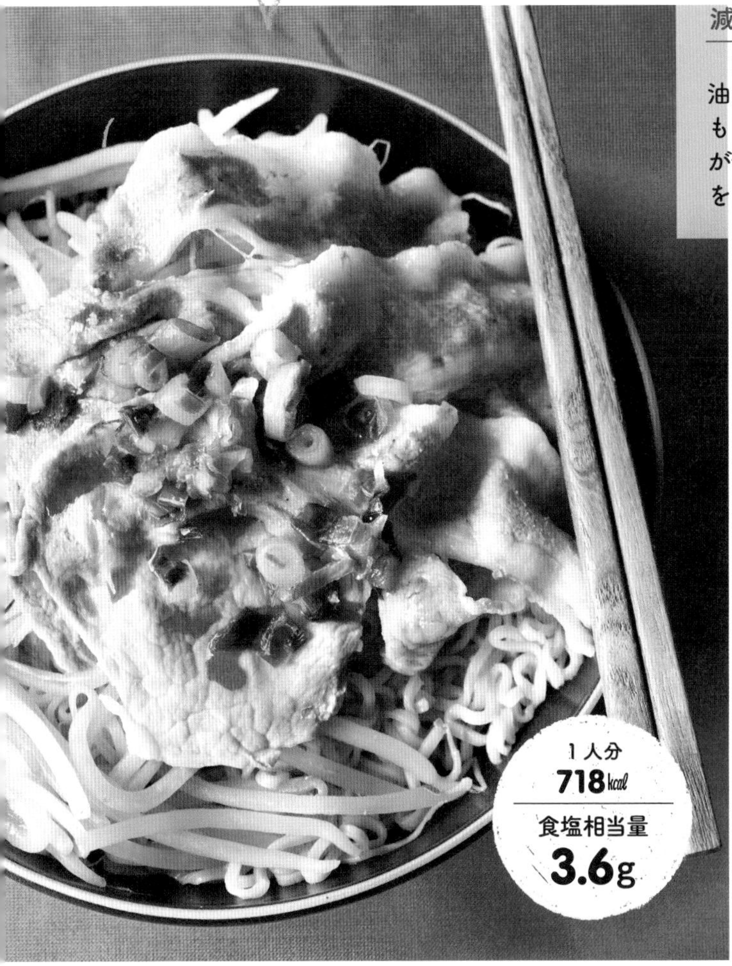

1人分
718kcal
食塩相当量
3.6g

減塩ポイント めんに油をからめて味を行きわたらせる

油でめん全体に味をからませると、スープのもとが半分でも充分に行きわたります。辛みが苦手な人は、辣油の代わりに、ごま油少量をかけると香りがよくなります。

材料／2人分

インスタントラーメンのめん
……2個（80g×2）
豚ロース薄切り肉……6枚（200g）
もやし……1袋（約200g）
サラダ油……大さじ1
ラーメンスープのもと
（しょうゆ味）……1袋
こしょう……少量
冷凍刻みねぎ（自然解凍OKのもの）
……20g
辣油《らーゆ》……適量

作り方

1 刻みねぎは自然解凍する。耐熱皿にもやしを広げて、豚肉をのせ、サラダ油をまわしかける。ふんわりとラップをかけ電子レンジ（600W）で6分加熱する。

2 なべに袋の表示どおりの湯量を沸かし、めんを表示時間どおりにゆでて、ざるにあげて湯をきる。

3 器にスープのもとを1/2量ずつ入れ、**2**のめんを入れて軽くなじませて、**1**のもやしと肉をのせる。こしょうを散らし、辣油をかけて、ねぎをのせる。

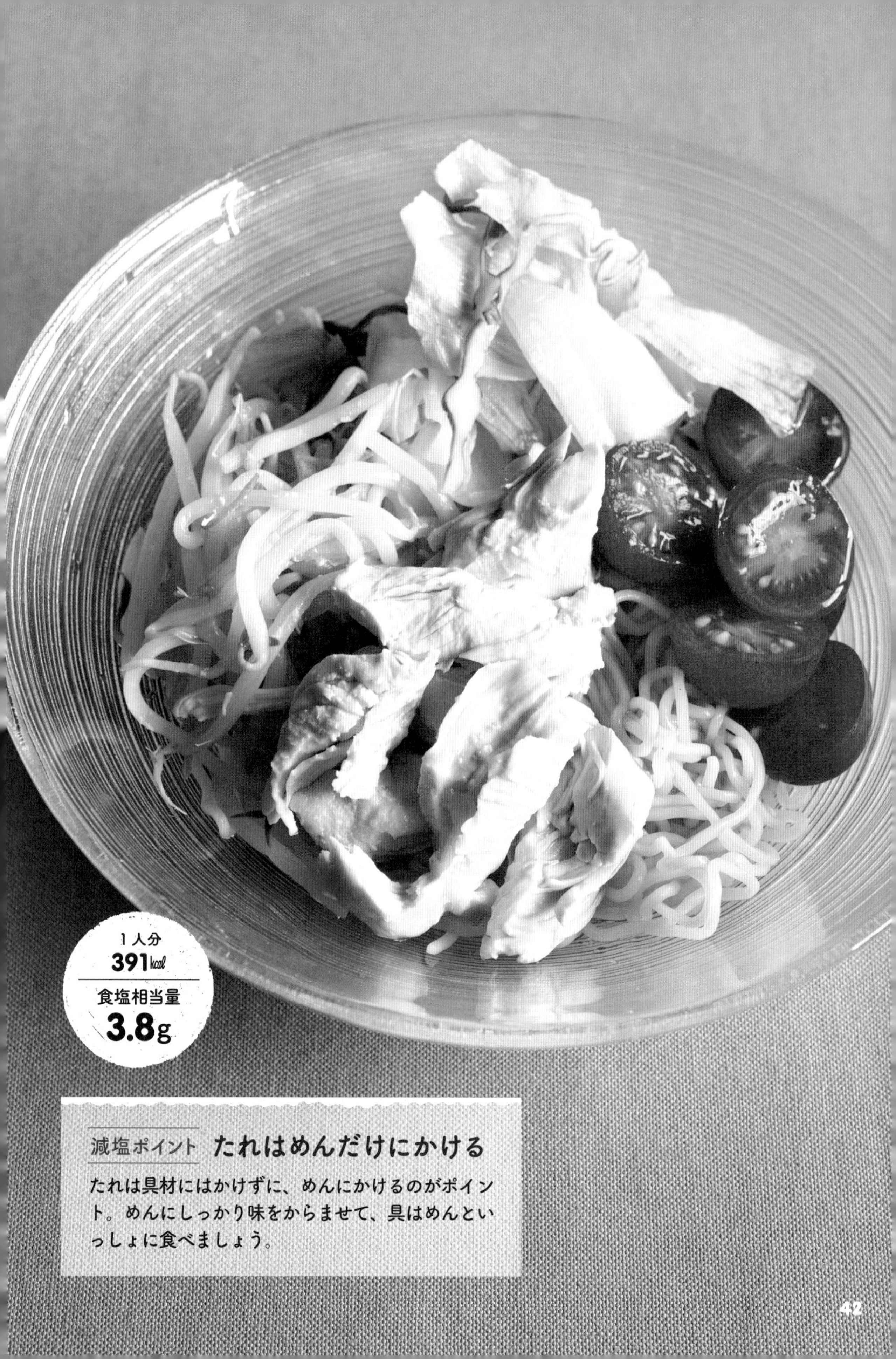

1人分
391kcal

食塩相当量
3.8g

減塩ポイント **たれはめんだけにかける**

たれは具材にはかけずに、めんにかけるのがポイント。めんにしっかり味をからませて、具はめんといっしょに食べましょう。

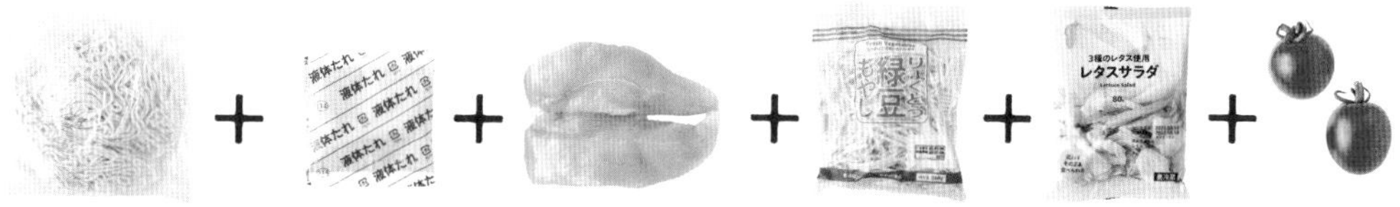

冷やし中華のめん
1個で
食塩相当量2.2g

冷やし中華のたれ
1袋で
食塩相当量3.0g

主菜
&
主食

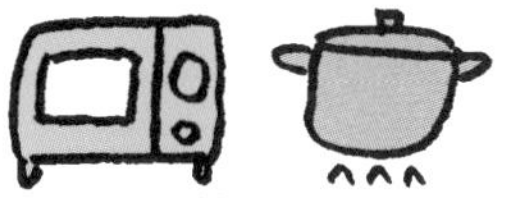

レンジ加熱　ゆでる

減塩冷やし中華

定番の冷やし中華は、添付のたれを半分使いにし、塩分約30％オフ！
砂糖や酢で甘味と酸味を足して減塩します。
余ったたれは、おかずに作りに活用できます。

材料／2人分

冷やし中華のめん……2個（110g×2）
鶏ささ身……2本（100g）
もやし……1/2袋（約100g）
ミニトマト……6～10個（100g）
カットレタス……1/2袋（40g）
a
冷やし中華のたれ（しょうゆ味）……1袋
酢……小さじ2
砂糖……小さじ1

作り方

1 耐熱皿にもやしを広げ、鶏ささ身をのせる。ふんわりとラップをかけて、電子レンジ（600W）で2～3分加熱する。あら熱がとれたら、ささ身は手でほぐす。トマトはへたを除き半分に切る。**a**は混ぜ合わせる。

2 なべに袋の表示どおりの湯量を沸かし、めんを表示時間どおりにゆでて、水で洗ってざるにあげ、軽く握ってしっかりと水けをきる。

3 器に**2**を盛り、**a**を1/2量ずつかけ、具を盛りつける。

余った添付のたれをおかずの味つけに活用

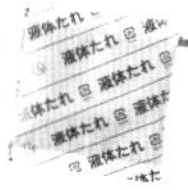

しょうゆだれで…

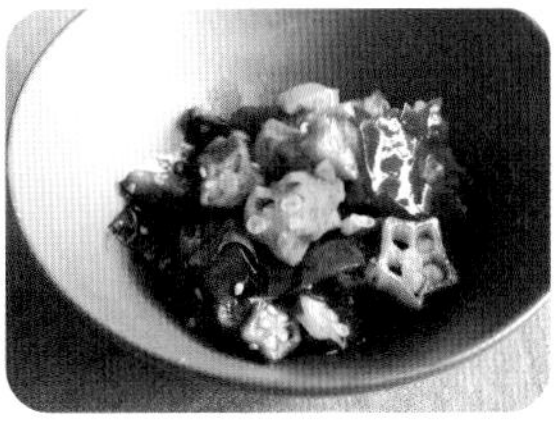

オクラとわかめのナムル風
▶P58

ごまだれで…

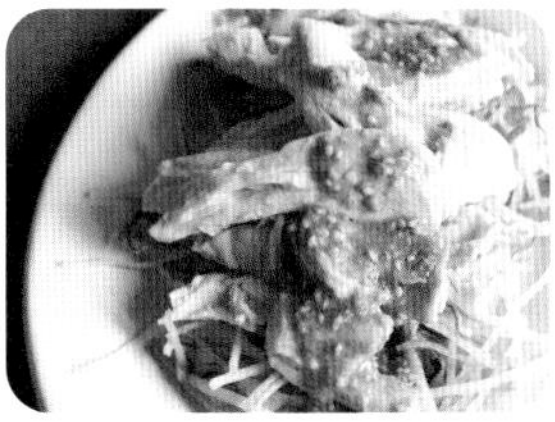

バンバンジー
▶P54

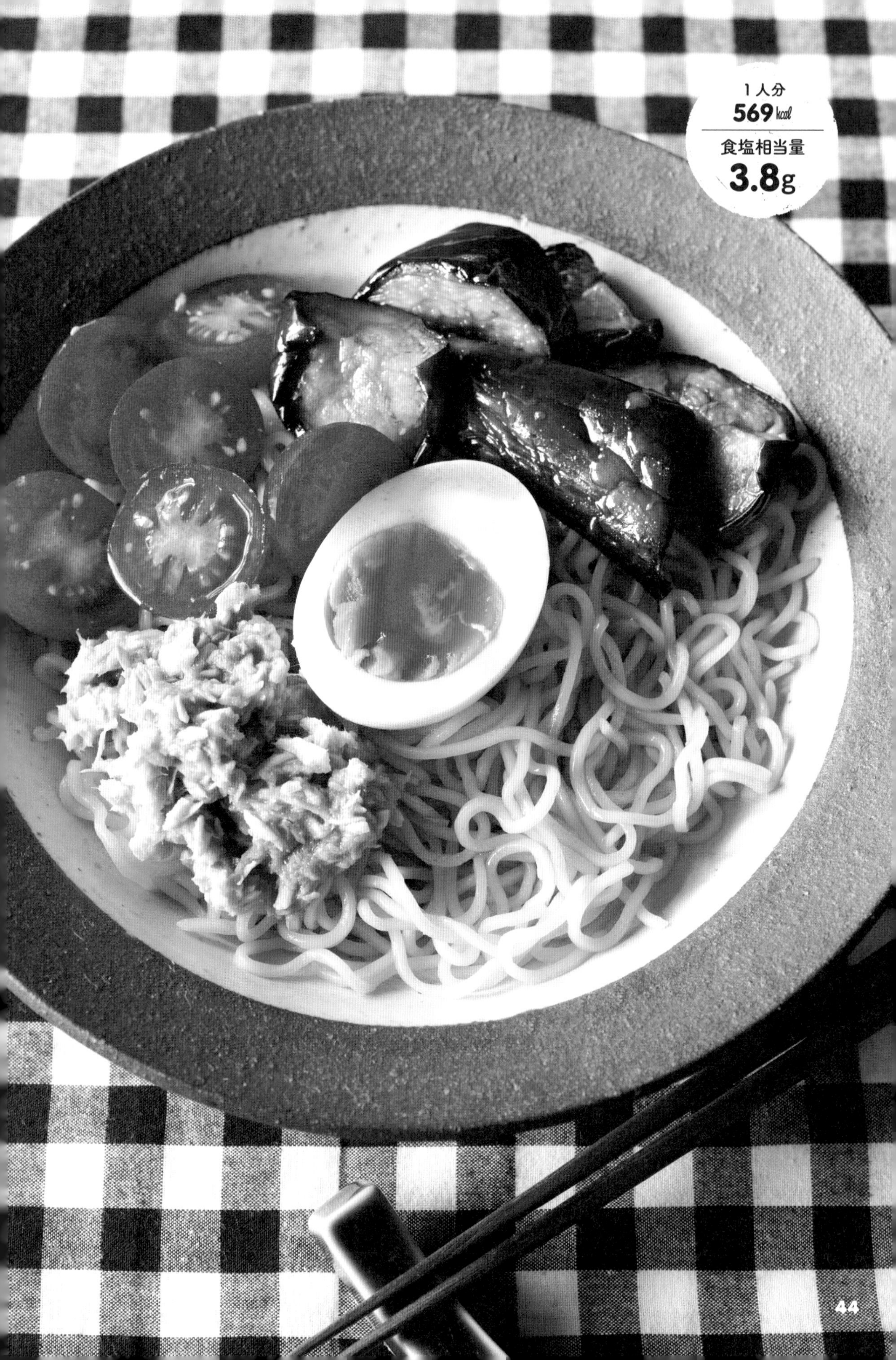

1人分
569kcal
食塩相当量
3.8g

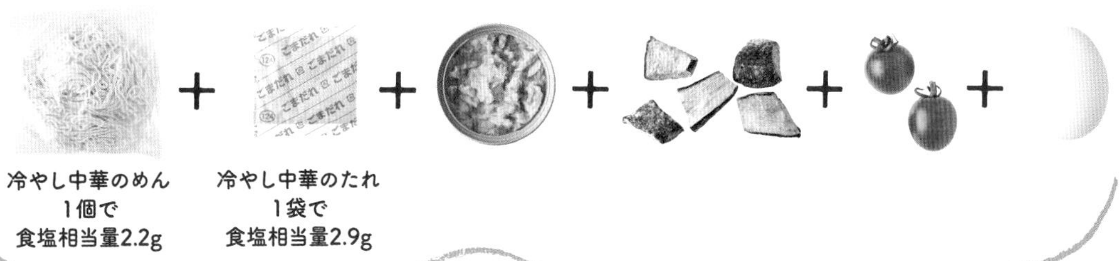
冷やし中華のめん
1個で
食塩相当量2.2g
冷やし中華のたれ
1袋で
食塩相当量2.9g

主菜
&
主食

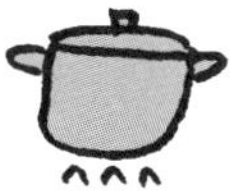
ゆでる

減塩ごまだれ冷やし中華

冷やし中華のごまだれは、
こくが深いので半量でも味を濃く感じるのが特徴。
冷凍の揚げなすをトッピングすると、
油のうま味が足されて、満足度アップ！

材料／2人分

冷やし中華のめん……2個（110g×2）
ツナ水煮缶（食塩不使用）……1缶70g
冷凍揚げなす（自然解凍OKのもの）……200g
ミニトマト……6～10個（100g）
ゆで卵……1個
a 冷やし中華のたれ（ごま味）……1袋
　酢……小さじ2
　砂糖……小さじ1

作り方

1 ツナは汁けをきり、揚げなすは自然解凍する。トマトはへたを除き半分に切る。ゆで卵は半分に切る。**a**は混ぜ合わせる。

2 なべに袋の表示どおりの湯量を沸かし、めんを表示時間どおりにゆでて、水で洗ってざるにあげ、軽く握ってしっかりと水けをきる。

3 器に**2**を盛り、**a**を1/2量ずつかけ、具を盛りつける。

減塩ポイント

たれの半量使いを習慣に

市販の冷やし中華を1人分で作るときは、たれの半量を清潔な小さなびんに入れて冷蔵庫で保存し、2日以内に使いきりましょう。

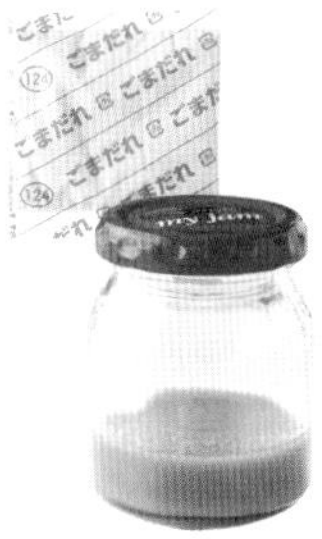

減塩ポイント

ゆで卵は自分で作る

市販のゆで卵は塩味がついているものが多く、1個あたりの食塩相当量は0.6gほど。ゆで卵は塩を入れずに手作りすれば食塩相当量は0.2gです。

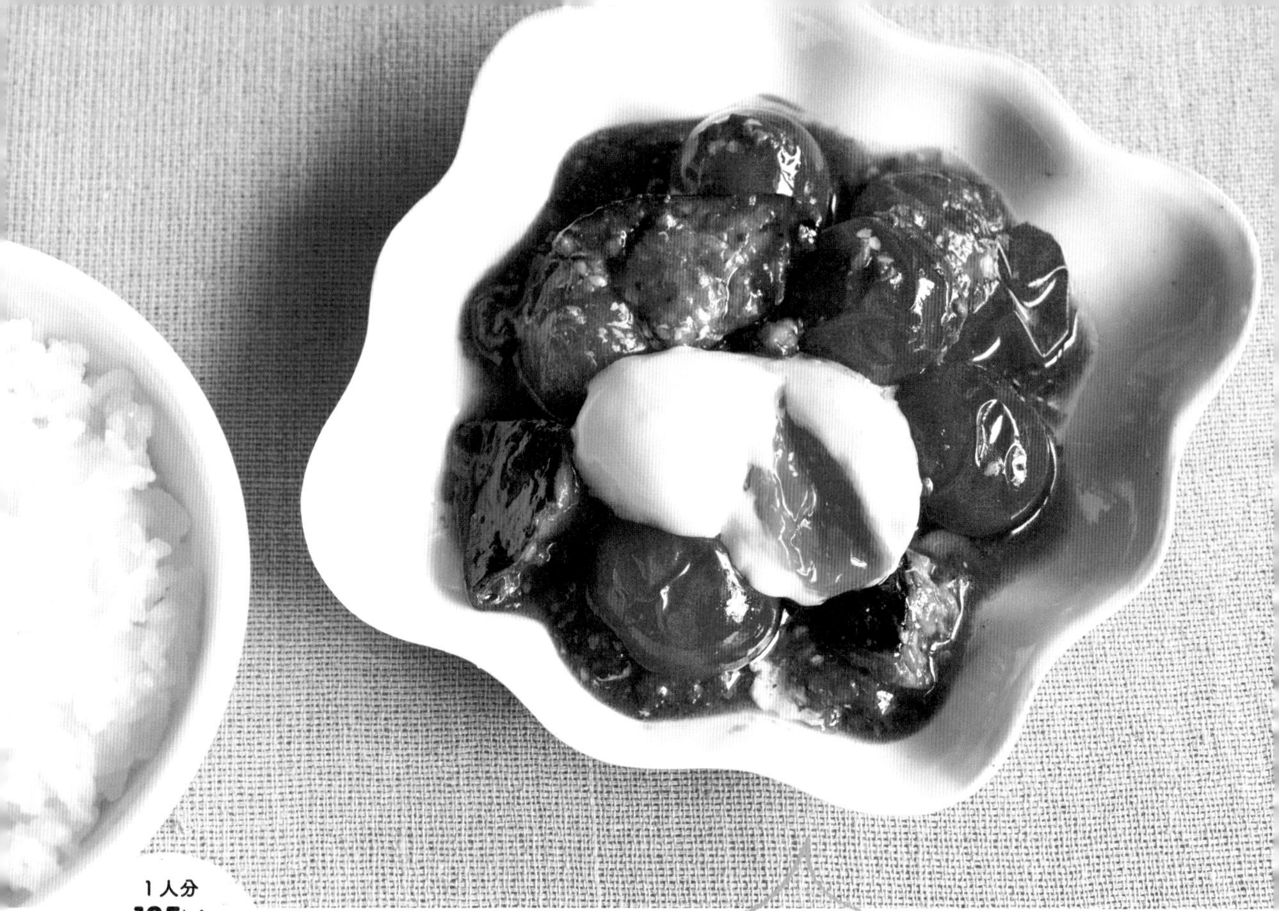

1人分
185kcal
食塩相当量
0.8g

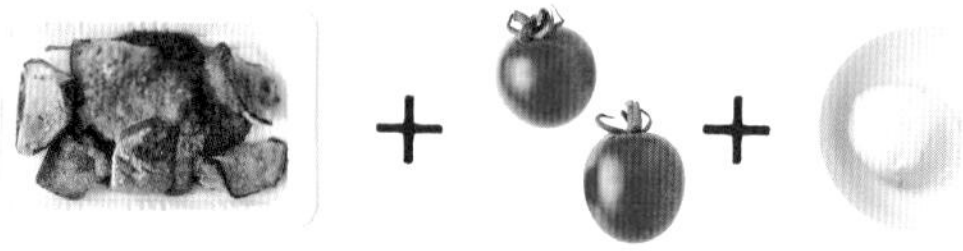

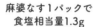

麻婆なす1パックで
食塩相当量1.3g

主菜

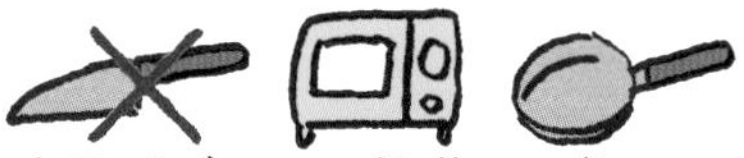

包丁いらず　レンジ加熱　煮る

トマト入り麻婆なす

市販の麻婆なすにミニトマトを加えると、
うま味が増します。減塩にもなり、
野菜もたっぷり食べられて一石二鳥です。

減塩ポイント　ミニトマトは便利な うま味増し食材

うま味成分のグルタミン酸を含むトマトを加えるのがポイント。ミニトマトはへたを除けば切らずにそのまま加えられるのでおすすめです。

材料／2人分

冷凍麻婆なす……1パック(110g)
ミニトマト……12個(120g)
温泉卵……2個

作り方

1 トマトはへたを除く。麻婆なすはパックの表示どおりに電子レンジで加熱する。

2 フライパンに1の麻婆なすと、水大さじ2、トマトを入れ、中火で1～2分、トマトが少し煮くずれるまで煮る。器に盛り、温泉卵をのせる。

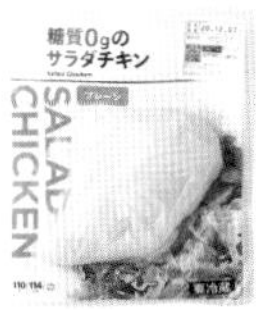

サラダチキン1パックで
食塩相当量1.1g

＋

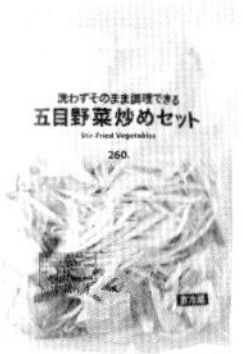

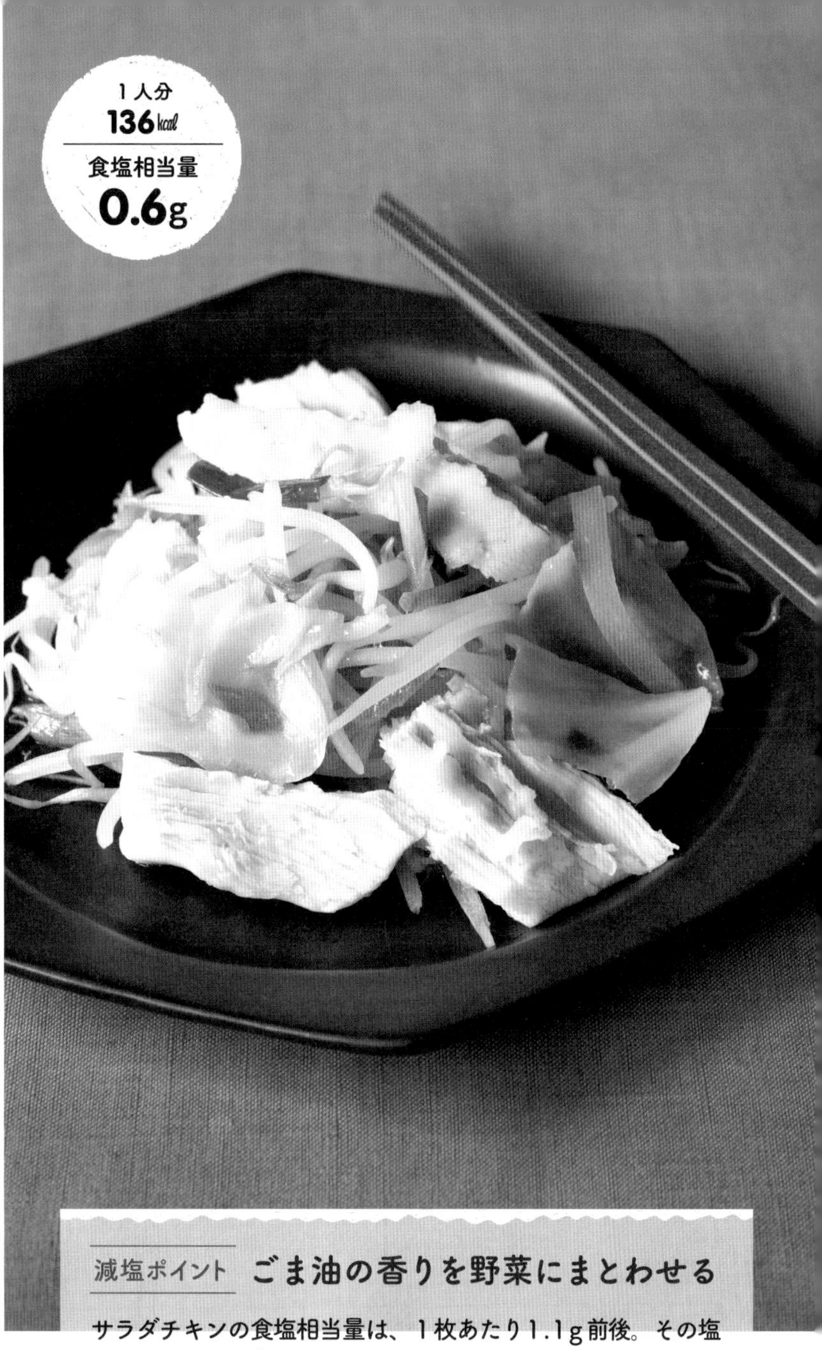

1人分
136kcal
食塩相当量
0.6g

材料／2人分

サラダチキン（プレーン）
……………………1パック（110g）
野菜いためセット
……………………1袋（260g）
ごま油……………………大さじ1

作り方

1 サラダチキンは手でほぐす。

2 耐熱の器に野菜いためセットを入れ、ごま油を全体にからめる。1を上にのせ、ふんわりとラップをかけて、電子レンジ（600W）で5分加熱する。

減塩ポイント　ごま油の香りを野菜にまとわせる

サラダチキンの食塩相当量は、1枚あたり1.1g前後。その塩分を生かして野菜いため風の1品にしました。ごま油を野菜にまとわせれば、香りよく仕上がります。

主菜

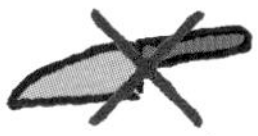
包丁いらず

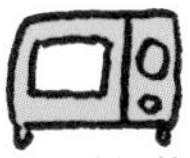
レンジ加熱

サラダチキンのレンジ野菜いため

**サラダチキンの味を生かして電子レンジで野菜いためを作ります。
野菜にごま油をからめて香りをつければ、ほかの味つけはいりません。**

主菜

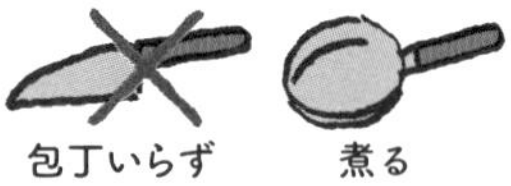

シューマイと豆腐のスープ煮

**冷凍シューマイと豆腐で、食べごたえのあるおかずスープに。
手軽にたんぱく質がとれます。**

シューマイ1個で
食塩相当量0.5g

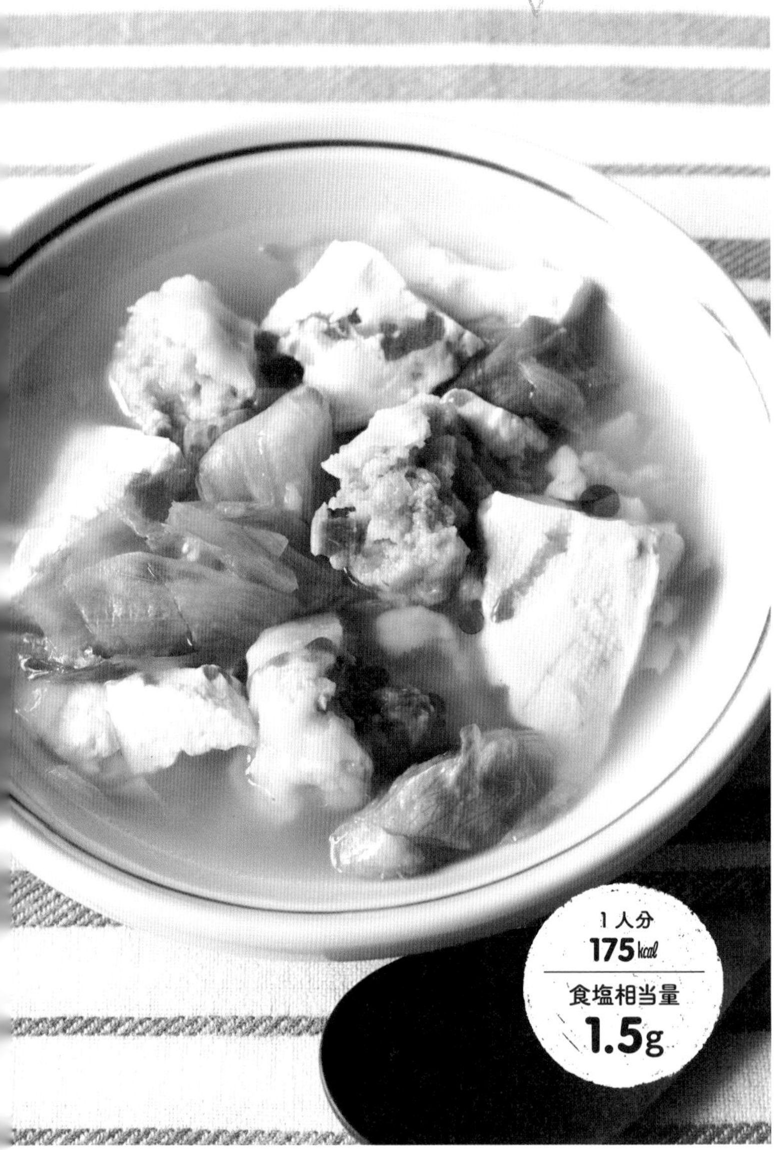

材料／2人分

冷凍シューマイ……大3個（約100g）
もめん豆腐……150g
カットレタス……1袋（80g）
a
- 水……1と1/2カップ
- 顆粒鶏がらだし……小さじ1
- 酒（あれば）……大さじ1

こしょう・辣《らー》油《ゆ》……各少量

作り方

1 フライパンにaを入れ、シューマイを凍ったまま入れる。豆腐を手で一口大にちぎって加える。中火にかけて5分ほど煮たら、シューマイをスプーンで半分に切る。レタスを加え、さっと煮て、こしょうを加えて味をととのえる。

2 器に盛り、辣油をかける。

減塩ポイント

シューマイのうま味を最大限に活用

冷凍シューマイを煮たあと、スプーンで半分に切るとうま味がスープにとけ出し、豆腐や野菜もおいしくなります。この食べ方だと、シューマイにしょうゆをつける必要もなく、減塩になります。

主菜　レンジ加熱

トマトと豆腐のエビチリソース煮

**エビチリソースとトマトは相性抜群！
豆腐から出る水分を活用し、まろやかな味に仕上げます。**

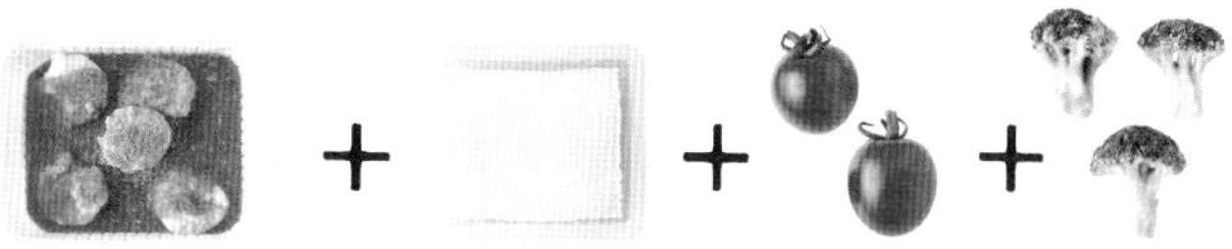

冷凍エビチリソース1パックで
食塩相当量2.8g

材料／2人分

冷凍エビチリソース
……………………1パック（156g）
もめん豆腐……………………150g
ミニトマト……………10個（100g）
冷凍ブロッコリー……………50g

作り方

1 トマトはへたを除き、フォークで穴をあける。豆腐は4等分に切る。

2 耐熱容器に**1**をのせて、ブロッコリーを凍ったまま加え、エビチリソースを凍ったまま のせる。ふんわりとラップをかけて電子レンジ（600W）で7〜8分加熱する。

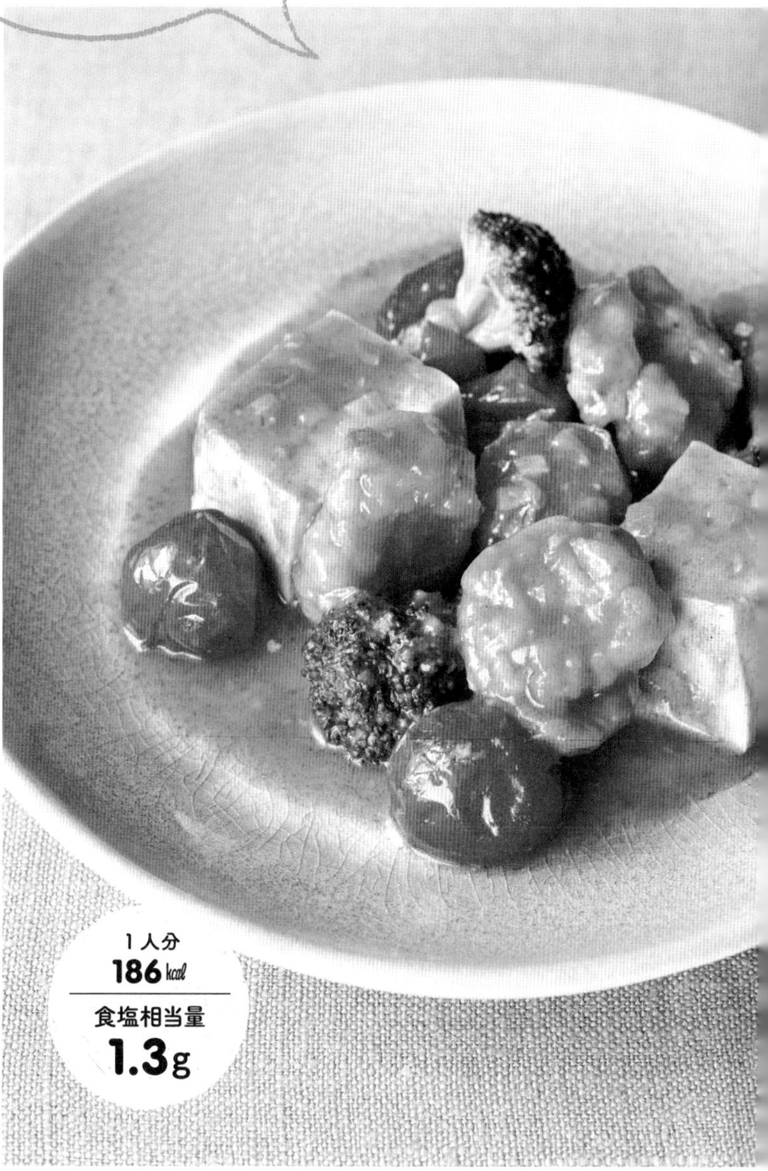

1人分
186kcal
食塩相当量
1.3g

減塩ポイント

食材から出た水分を味つけに使う

トマトはレンジ加熱で破裂しないように、フォークで穴をあけておきます。加熱後、トマトや豆腐から出た水分をエビチリソースとよくなじませると味がまとまります。

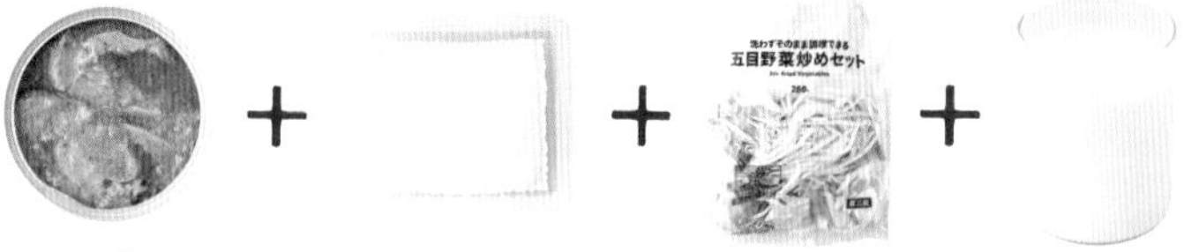

サバのみそ煮缶1缶で
食塩相当量2.9g

減塩ポイント

豆腐は減塩の強い味方

サバのみそ煮缶は味つけが濃いので、身をくずしながら豆腐や野菜といっしょに食べましょう。

主菜

包丁いらず　煮る

サバみそ缶と豆腐のミルクなべ

濃厚な味のサバのみそ煮缶に牛乳を加えたこくのあるなべです。しょうがを少し加えると、味にめりはりがつきます。

材料／2人分

サバのみそ煮缶……1缶(190g)
もめん豆腐……200g
野菜いためセット……1/2袋(130g)
牛乳……1/4カップ
ごま油……大さじ1
おろししょうが・いり白ごま……各適量

作り方

1 なべにサバのみそ煮を汁ごと入れ、豆腐はスプーンで一口大にすくって入れる。

2 野菜を加え、牛乳とごま油を加えてふたをする。強火にかけ、煮立ったら中火にし、5分ほど煮る。しょうがをのせ、ごまを散らす。

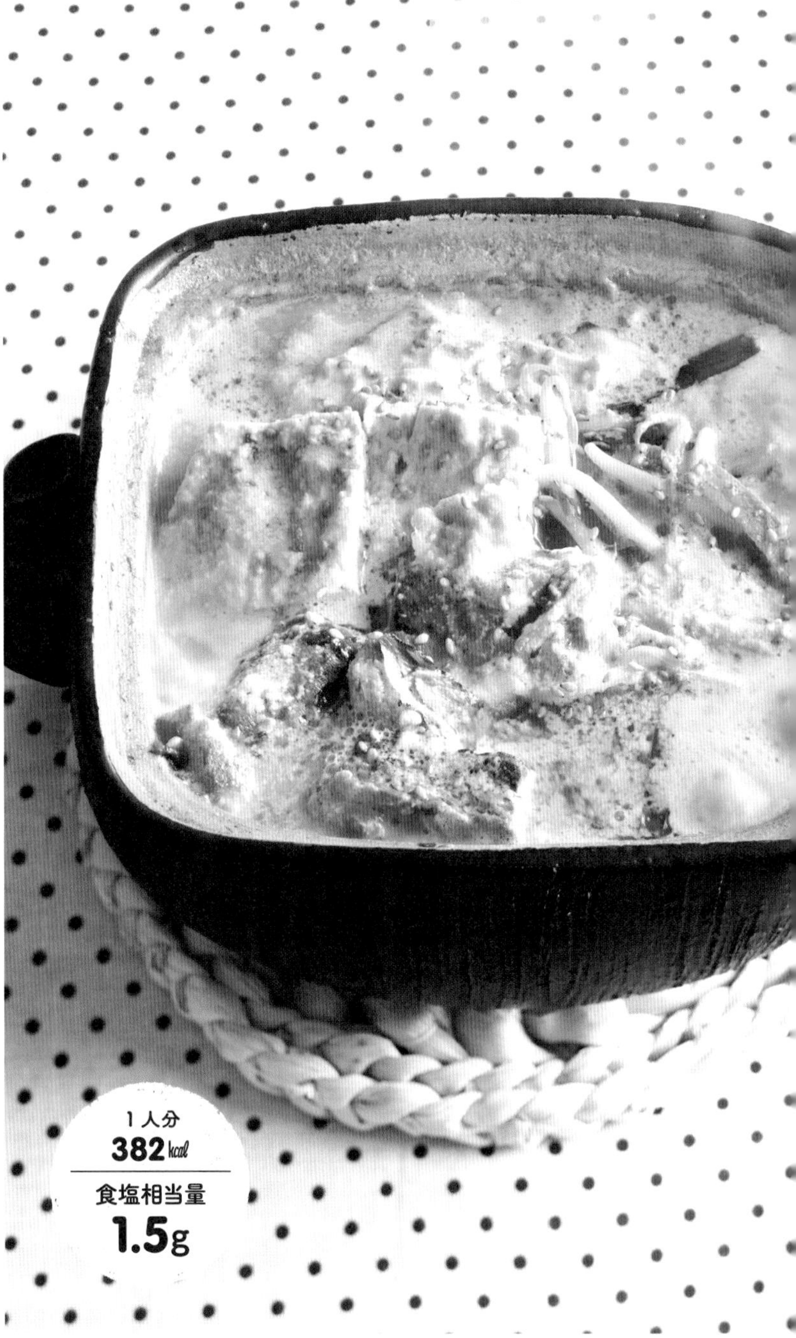

1人分
382kcal
食塩相当量
1.5g

・写真は2人分

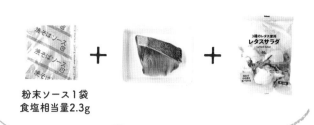

粉末ソース1袋
食塩相当量2.3g

主菜

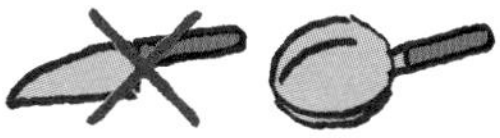

包丁いらず　焼く

ブリのソースソテー

焼きそばの添付のソースで味つけしたとは思えないほど、おいしく仕上がるので、ぜひお試しを！
ブリ特有のくせを、ソースがやわらげてくれます。

1人分
278kcal
食塩相当量
0.8g

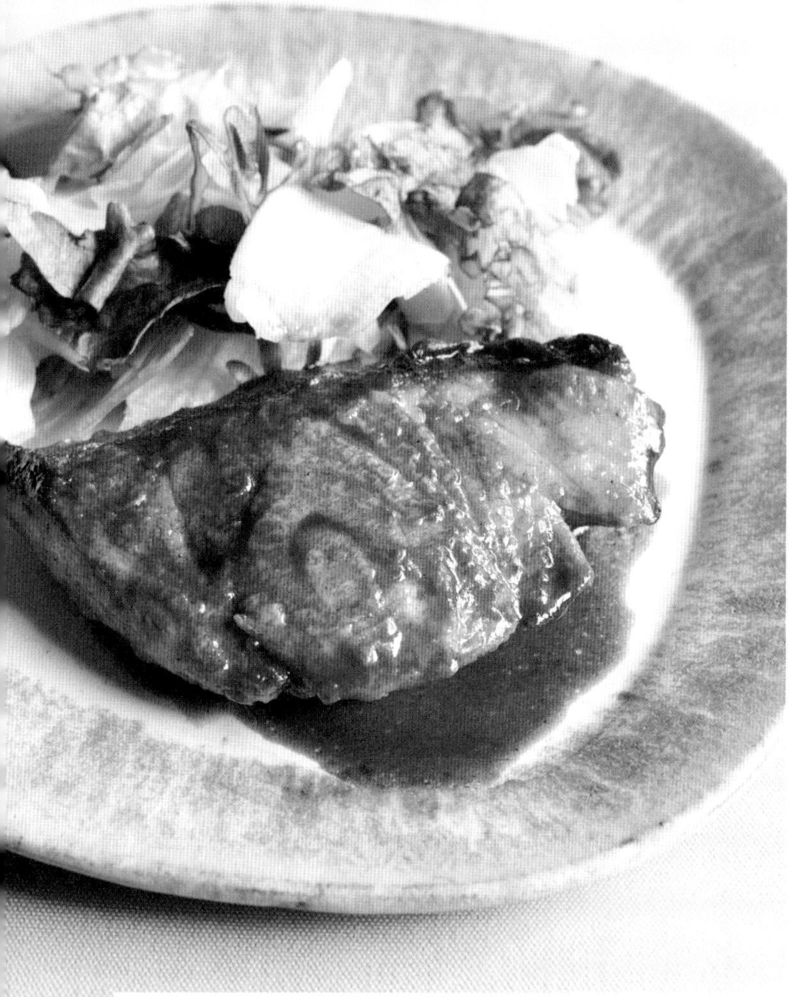

材料／2人分

- ブリ……2切れ(200g)
- 小麦粉……小さじ2
- 焼きそば粉末ソース(34ページ)……1/2袋
- サラダ油……小さじ2
- こしょう……少量
- カットレタス……1/2袋(40g)

作り方

1. ブリは水けをふきとり、小麦粉をまぶす。
2. フライパンにサラダ油を中火で熱し、**1**を並べる。ふたをして2分蒸し焼きにし、裏返してふたをせずにさらに2分ほど焼く。
3. キッチンペーパーで余分な油をふきとり、焼きそば粉末ソース、水大さじ2、こしょうを加えて全体にからめる。器に盛り、カットレタスを添える。

減塩ポイント　青魚と焼きそばソースは好相性

ブリに小麦粉をまぶすと、ソースがからみやすくなります。
ブリなどの青魚に、焼きそば粉末ソースは好相性です。

主菜

包丁いらず　焼く

簡単チャーシュー

インスタントラーメンのスープを使えばうま味たっぷりのチャーシューが簡単に作れます！

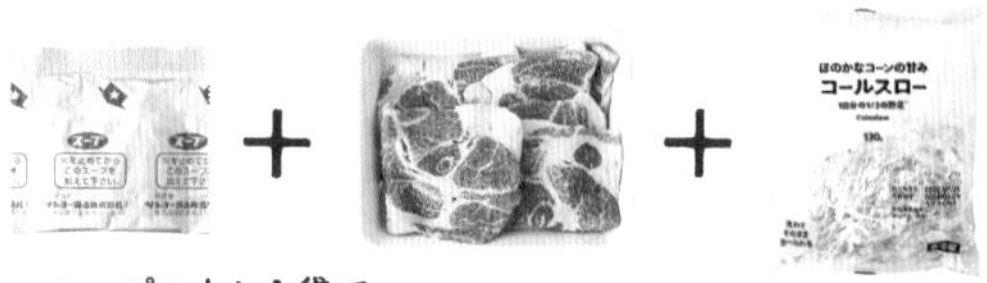

ラーメンスープのもと1袋で
食塩相当量4.3g

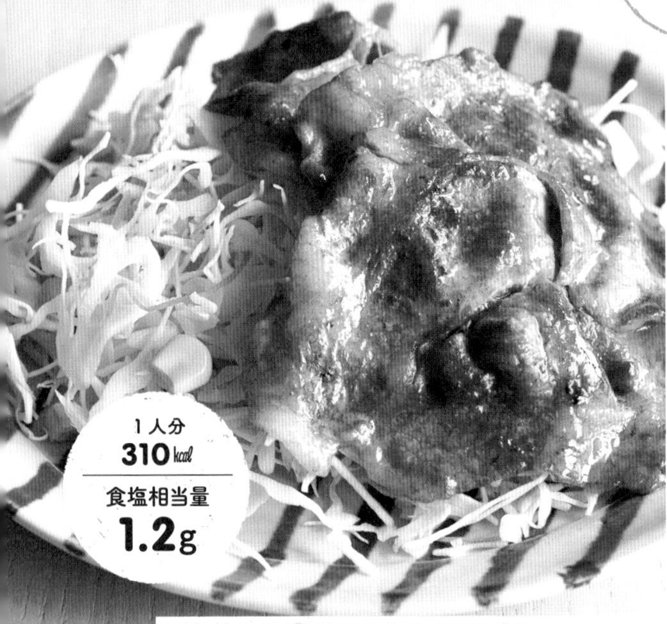

1人分
310kcal
食塩相当量
1.2g

材料／2人分

豚ロース薄切り肉……200g
サラダ油……小さじ1
a（混ぜる）
- ラーメンスープのもと（しょうゆ味、36ページ）……1/2袋
- 水（スープのもとが粉末調味料の場合のみ）……大さじ1
- 砂糖……大さじ1/2

コーンとにんじん入りせん切りキャベツ……1袋（130g）

作り方

1 フライパンにサラダ油を引き、豚肉を広げ入れる。中火で3分ほど焼き、裏返してさらに1分ほど焼く。**a**を加え、照りが出るまで1分ほど煮からめる。

2 器にキャベツを盛り、**1**をのせる。

減塩ポイント　**スープのもとは、液体でも粉末でもOK**

ラーメンスープのもとは1/2袋で充分。スープのもとが粉末の場合は、**a**に水大さじ1を加えてください。

主菜

包丁いらず　ゆでる

味玉

半熟ゆで卵をスープに漬けておくだけ！

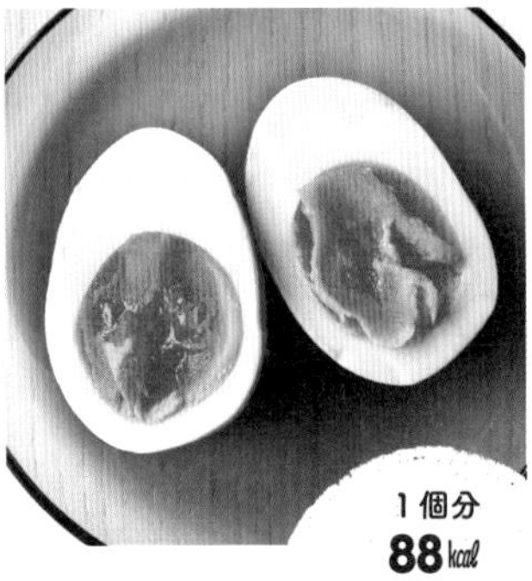

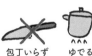

1個分
88kcal
食塩相当量
0.7g

材料／4個分

卵……4個
a（混ぜる）
- ラーメンスープのもと（しょうゆ味、36ページ）……1/2袋
- 水（スープのもとが粉末調味料の場合のみ）……大さじ1
- 砂糖……大さじ1/2
- 酢……小さじ1

作り方

1 なべに卵を入れ、かぶるくらいの水を注ぐ。中火にかけ、沸騰してから7分ほどゆでる。水にとり、あら熱がとれたら殻をむく。

2 ポリ袋に**1**を入れ、**a**を加えてなじませ、2〜3時間おく。

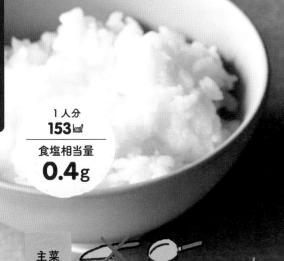

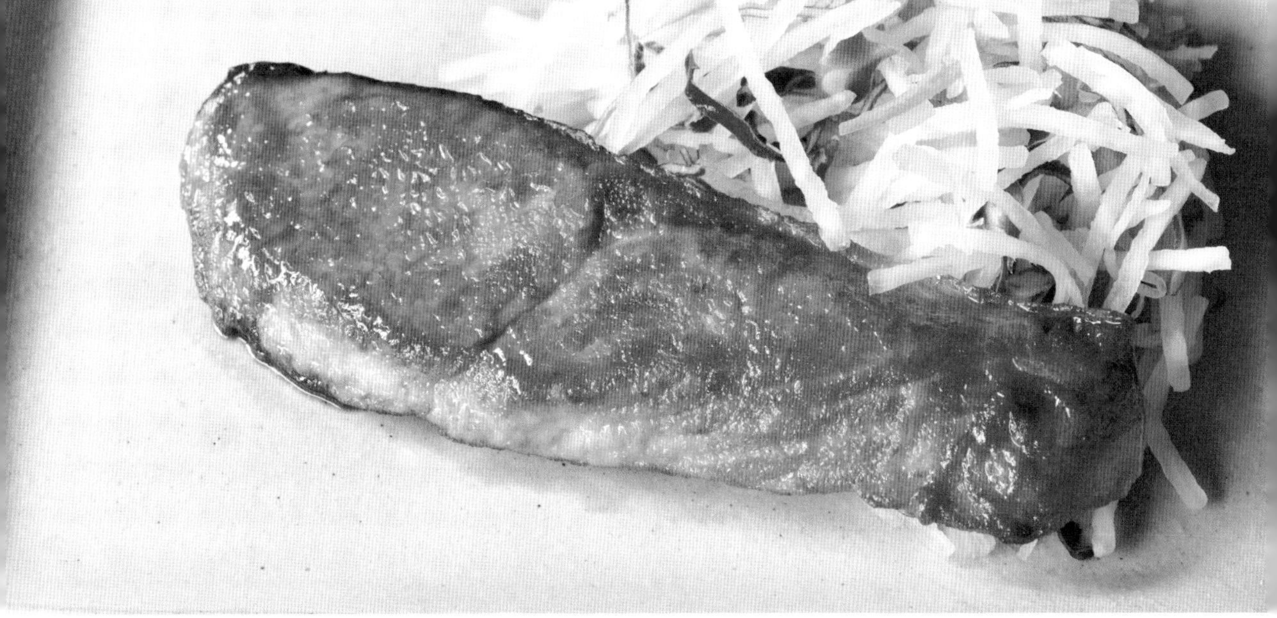

1人分
153kcal
食塩相当量
0.4g

減塩ポイント **魚の水けはしっかりふきとって!**

魚の水けは臭みの原因になるので、小麦粉をまぶす前にしっかりふきとりましょう。このひと手間で、味つけもスッキリ決まります。

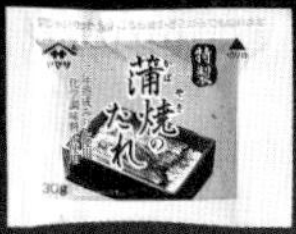

かば焼きのたれ
大さじ1/2で
食塩相当量約0.5g

＋

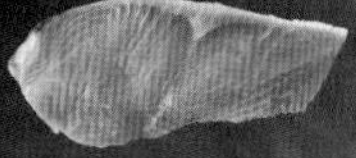

＋

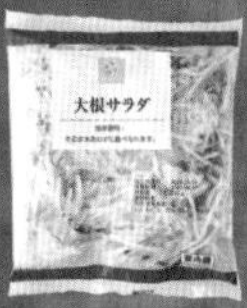

主菜　包丁いらず　焼く

サケの甘辛ソテー

甘辛いかば焼きのたれは、
魚のくせをやわらげるのに役立ちます。

材料／2人分

サケ……2切れ(160g)
小麦粉……大さじ1
サラダ油……大さじ1/2
a かば焼きのたれ(または焼きとりのたれ)・水……各大さじ1/2
大根サラダミックス……1/2袋(約60g)

作り方

1. サケは水けをふきとり、小麦粉をまぶす。
2. フライパンにサラダ油を入れて弱火にかけ、**1**を並べる。ふたをして中火にして2分焼き、裏返してふたをせずにさらに2分焼く。**a**を加えて、煮からめる。
3. 器に**2**を盛り、大根サラダを添える。

主菜

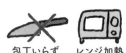

バンバンジー

冷やし中華のごまだれに、すりごまを追加して濃厚なたれに。鶏胸肉は加熱し過ぎないように気をつけてしっとり仕上げるのも減塩に役立ちます。

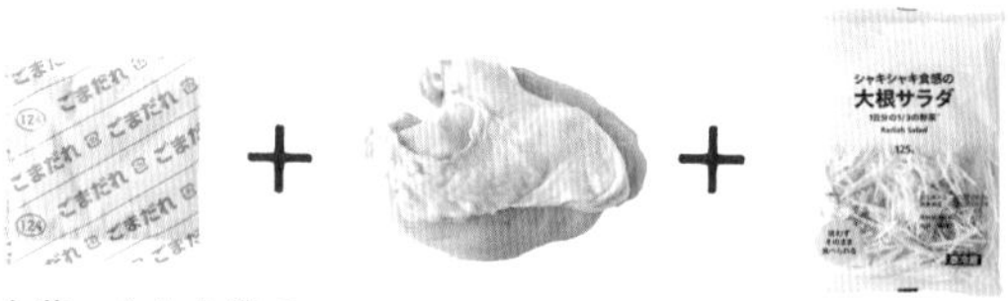

冷やし中華のたれ1袋で
食塩相当量2.9g

材料／2人分

鶏胸肉……１枚（約250g）

a
- 酒……大さじ１
- 砂糖……小さじ1/2
- 塩……少量（0.2g）

冷やし中華のたれ
（ごま味、44ページ）……1/2袋

すり白ごま……大さじ１

大根サラダミックス
……1/2袋（約60g）

作り方

1. 耐熱皿に鶏肉をのせ、**a**を全体にからめる。ふんわりとラップをかけ、電子レンジ（600W）で６分加熱する。あら熱がとれたら手でほぐし、加熱後に出てきた蒸し汁につけておく。
2. 器に大根サラダを盛り、**1**をのせる。冷やし中華のたれにすりごまを加えて混ぜ、鶏肉にかける。

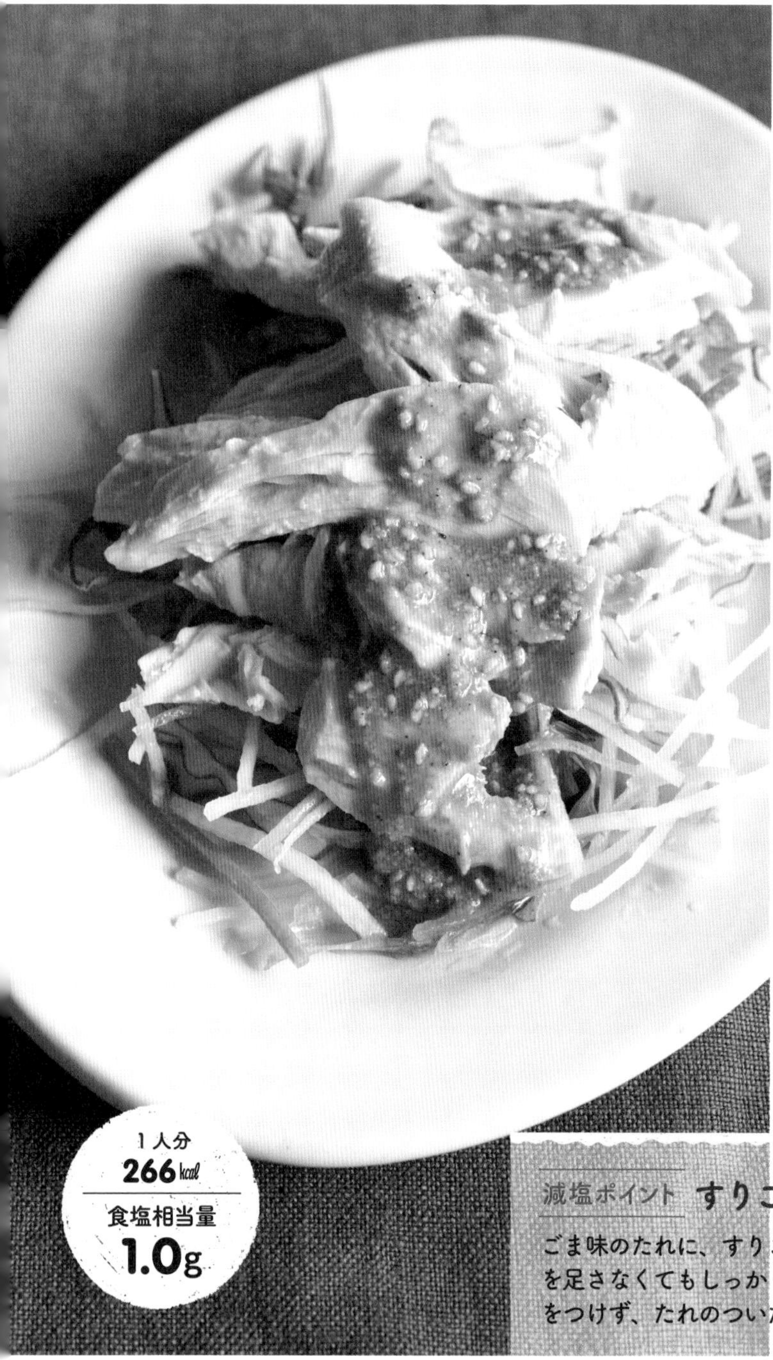

１人分
266kcal
食塩相当量
1.0g

減塩ポイント　すりごまを足してこくを出す

ごま味のたれに、すりごまを加えることでこくが増し、塩味を足さなくてもしっかりした味わいになります。野菜には味をつけず、たれのついた鶏肉といっしょに食べましょう。

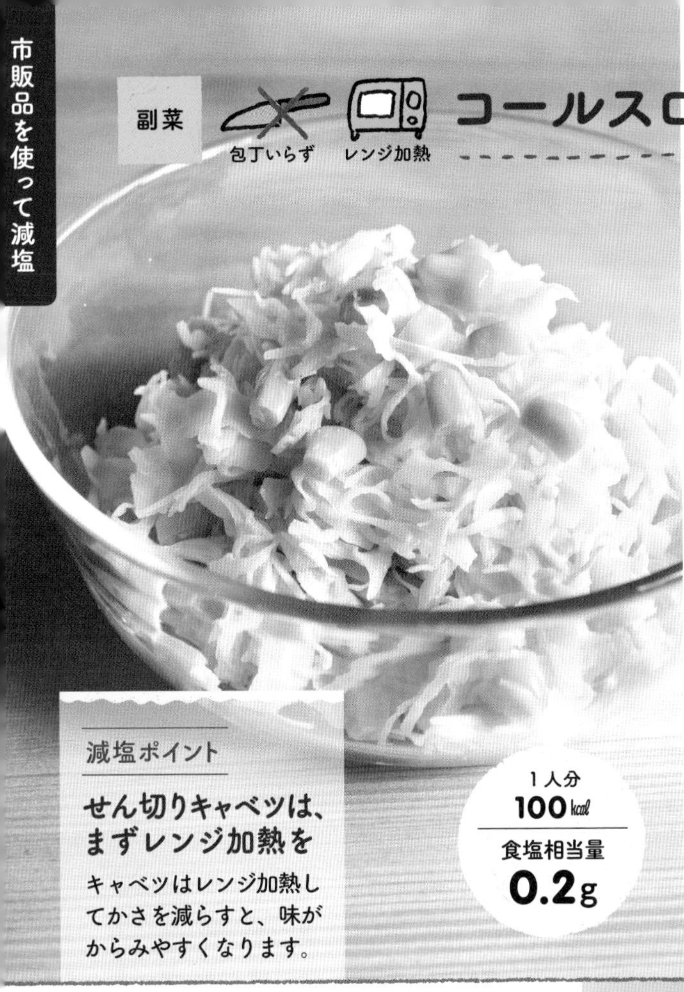

副菜　包丁いらず　レンジ加熱

コールスロー

マヨネーズにからしを加えると、味にアクセントがついておすすめ。

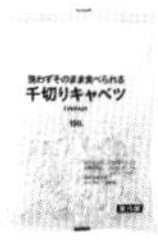

+

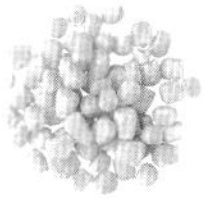

材料／2人分

せん切りキャベツ……1袋（150g）
冷凍コーン……50g
a［マヨネーズ……大さじ1と1/2
　練りがらし……2㎝分（1g）

作り方

1 耐熱皿にキャベツを平らに入れ、ふんわりとラップをかけて電子レンジ（600W）で2分加熱する。コーンは電子レンジ（600W）で30秒ほど加熱して混ぜる。水けが出ていれば軽くキッチンペーパーでふきとる。

2 1をさまし、aを加えて混ぜ合わせる。

1人分
100kcal
食塩相当量
0.2g

減塩ポイント

せん切りキャベツは、まずレンジ加熱を

キャベツはレンジ加熱してかさを減らすと、味がからみやすくなります。

副菜　包丁いらず　加熱なし

シンプルグリーンサラダ

野菜にオリーブ油を先にからめるのがポイント！

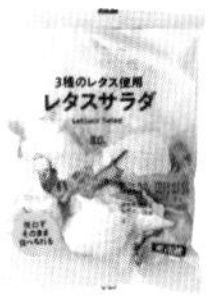

材料／2人分

カットレタスミックス……2袋（160g）
オリーブ油……大さじ1と1/2
酢……大さじ1/2
砂糖……ひとつまみ
塩……1g

作り方

1 ボールにレタスを入れ、オリーブ油を加えてよくからめる。

2 酢を加え、砂糖と塩をふり入れて混ぜ合わせる。

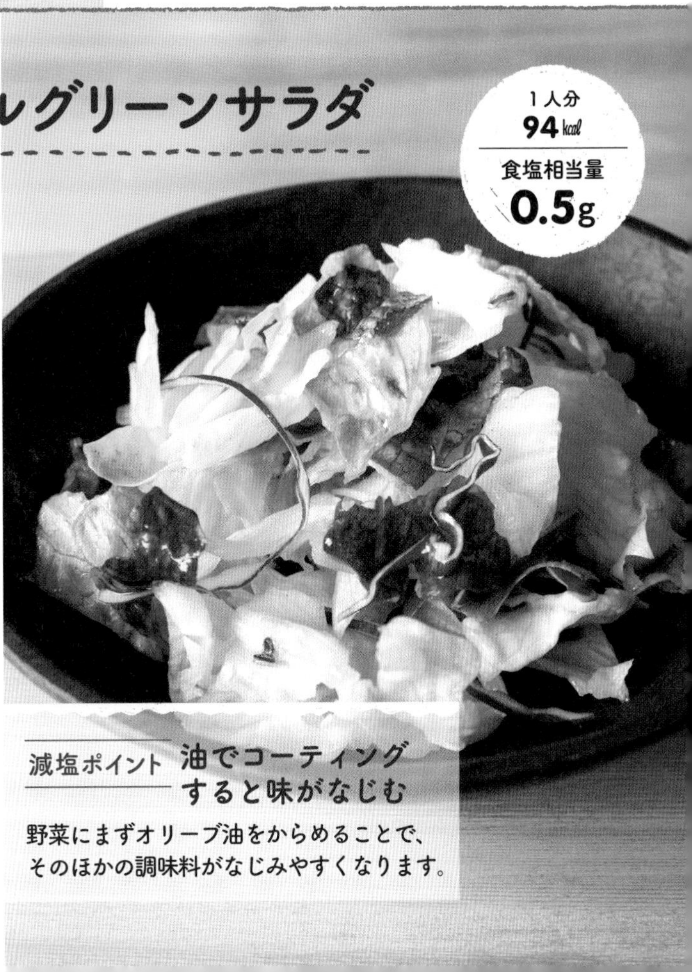

1人分
94kcal
食塩相当量
0.5g

減塩ポイント　**油でコーティングすると味がなじむ**

野菜にまずオリーブ油をからめることで、そのほかの調味料がなじみやすくなります。

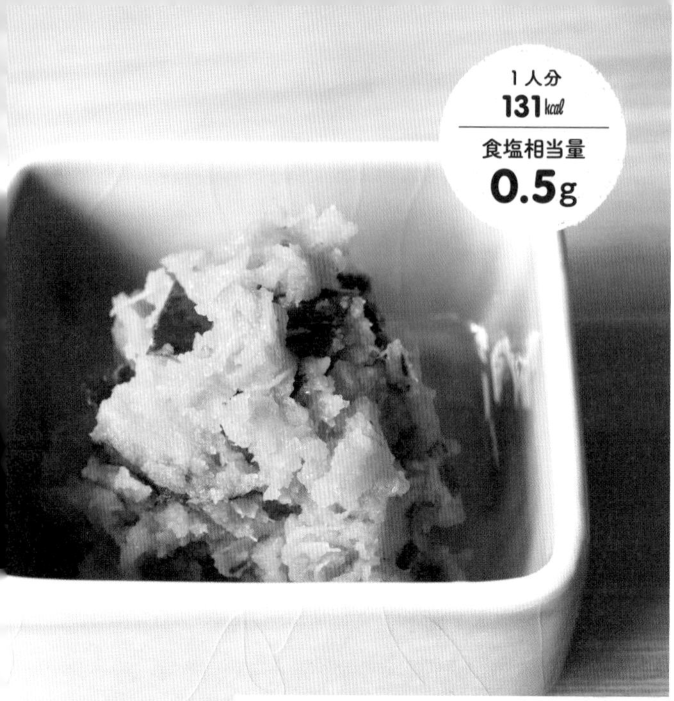

1人分
131kcal
食塩相当量
0.5g

副菜　包丁いらず　レンジ加熱

マッシュかぼちゃ

酢と塩で、かぼちゃの甘みを
引き出せば、余分な味つけはいりません。

材料／2人分

冷凍かぼちゃ……250g
a 酢……大さじ1/2
a オリーブ油……小さじ2
a 塩……1g

作り方

1 耐熱皿にかぼちゃを並べ、ふんわりとラップをかけて電子レンジ（600W）で5分加熱する。

2 あら熱がとれたら、フォークなどでつぶし、aを加えて混ぜ合わせる。

減塩ポイント　味つけはあら熱をとってから

かぼちゃの味つけは、さましてからのほうが酢の酸味がとびません。塩を少量加えると、かぼちゃの甘みが引き立ちます。

副菜　包丁いらず　煮る　レンジ加熱

ブロッコリーの中国風あんかけ

鶏がらだしで作るとろみあんを覚えておくと便利。
ゆで野菜なら、なんでも合います。

材料／2人分

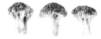

冷凍ブロッコリー……150g
a 水……1/3カップ
a 顆粒鶏がらだし……小さじ1/2（1.5g）
a しょうゆ……小さじ1/2
a ごま油……小さじ1
a かたくり粉……大さじ1/2
a こしょう……少量

作り方

1 小なべにaを入れて弱めの中火にかけ、混ぜながらふつふつとするまで加熱する。

2 耐熱皿にブロッコリーを並べ、ふんわりとラップをかけて電子レンジ（600W）で3分加熱する。器に盛り、1をかける。

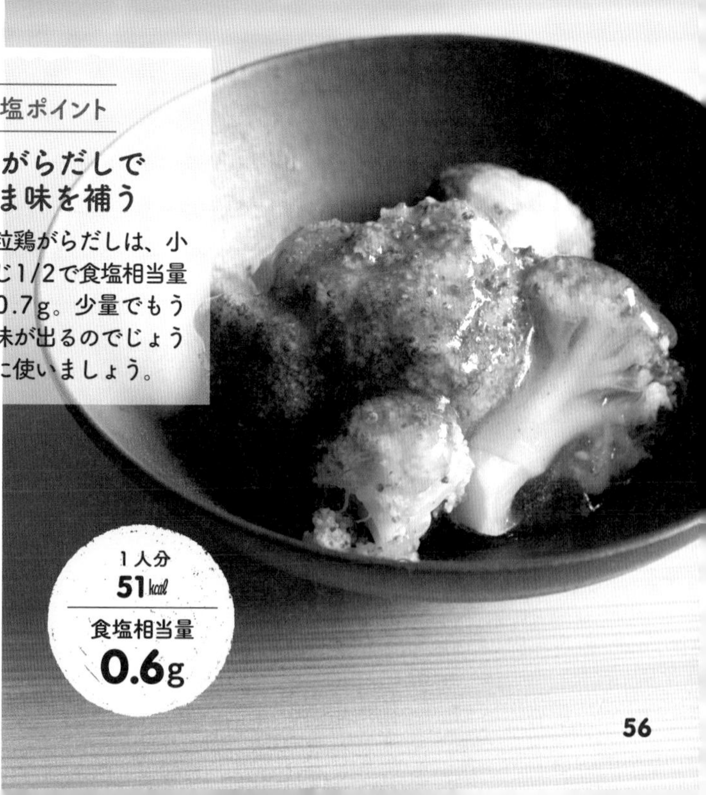

減塩ポイント

鶏がらだしでうま味を補う

顆粒鶏がらだしは、小さじ1/2で食塩相当量約0.7g。少量でもうま味が出るのでじょうずに使いましょう。

1人分
51kcal
食塩相当量
0.6g

副菜 加熱なし

ひじき煮ときゅうりのあえ物

市販のひじき煮の
味を生かして、
満足度の高いおかずに
アレンジ。

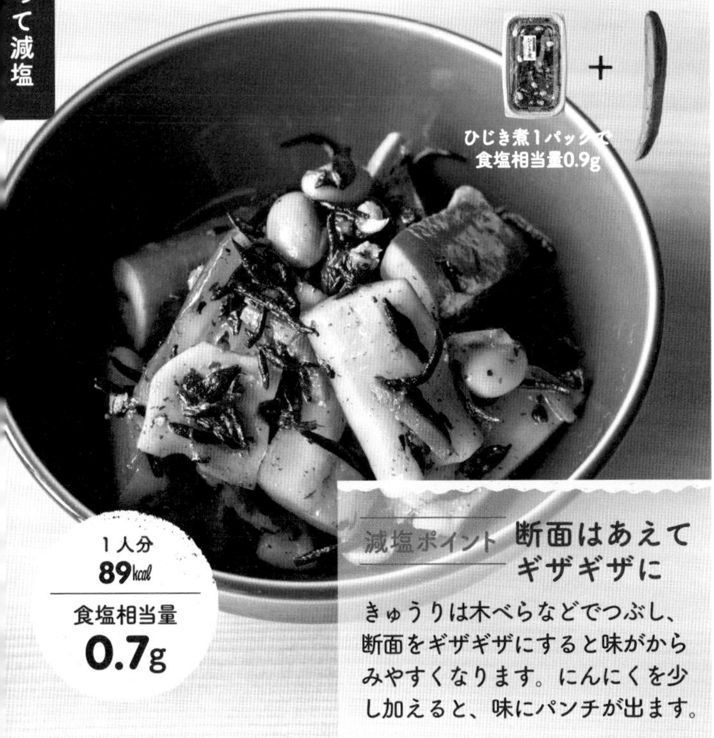

1人分
89kcal
食塩相当量
0.7g

材料／2人分

ひじき煮……………………1パック(約60g)
きゅうり……………………2本(200g)
塩……………………少量(0.4g)
ごま油……………………大さじ1
おろしにんにく(チューブタイプ)
……………………0.5cm分(0.3g)

作り方

1 きゅうりはへたを切り落とし、ポリ袋に入れる。木べらなどで押しつぶし、食べやすい長さに切る。

2 1に塩とごま油、おろしにんにくを加えてなじませ、ひじき煮を加えて混ぜ合わせる。

減塩ポイント **断面はあえてギザギザに**

きゅうりは木べらなどでつぶし、断面をギザギザにすると味がからみやすくなります。にんにくを少し加えると、味にパンチが出ます。

副菜 包丁いらず レンジ加熱

ひじき煮とほうれん草の白あえ

豆腐の水きりと同時にほうれん草をレンジ加熱。
あとは混ぜるだけです。

ひじき煮1パックで
食塩相当量0.9g

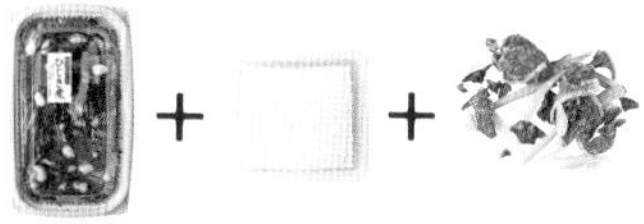

材料／2人分

ひじき煮……………………1パック(約60g)
冷凍ほうれん草……………………50g
もめん豆腐……………………100g

作り方

1 耐熱皿にキッチンペーパーを敷き、もめん豆腐を手でちぎって並べる。ほうれん草を凍ったままその上に広げ、ラップをかけずに電子レンジ(600W)で2分加熱する。

2 ひじき煮に1を加え、混ぜ合わせる。

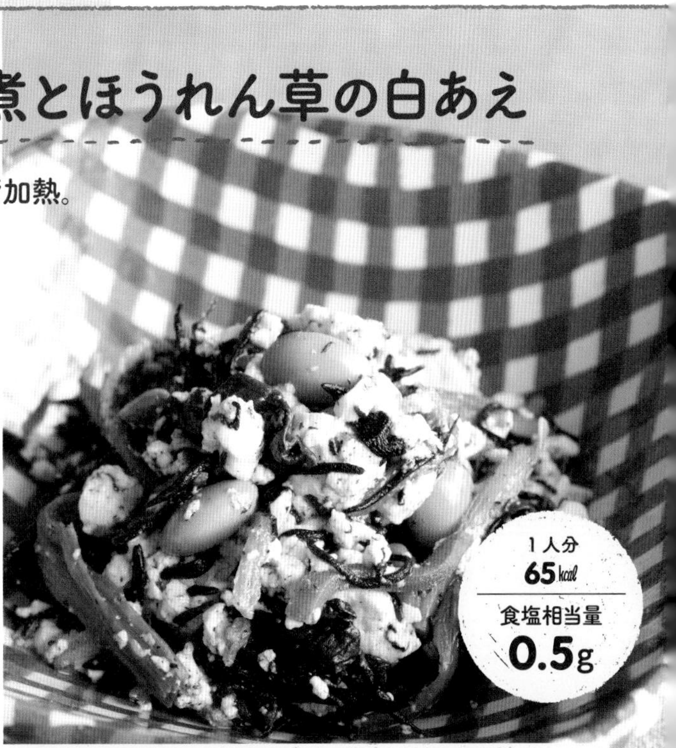

1人分
65kcal
食塩相当量
0.5g

減塩ポイント **食材から出る水分を除くくふうを**

豆腐、ほうれん草をレンジ加熱するとき、キッチンペーパーを敷いておくと、余分な水分を吸わせることができ、ひじき煮と混ぜたときに味がうすまる心配がありません。

副菜

包丁いらず　蒸し煮

ブロッコリーのバターソースいため

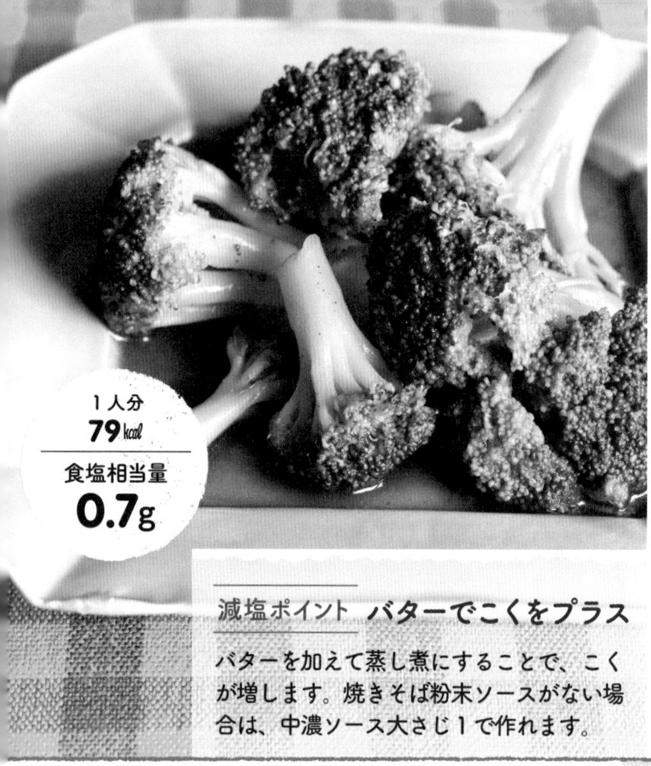

ソースの風味にバターのこくがよく合います。
バターは食塩不使用がおすすめ。

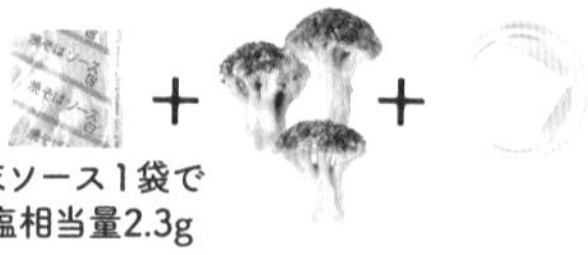

材料／2人分

粉末ソース1袋で
食塩相当量2.3g

冷凍ブロッコリー ……… 200g
焼きそば粉末ソース（34ページ）……… 1/2袋
バター（食塩不使用）……… 10g
こしょう ……… 少量

作り方

1 ブロッコリーは凍ったままフライパンに入れ、バター、水大さじ2を加える。ふたをして中火にかけ、2分ほど蒸し煮にする。

2 焼きそば粉末ソース、こしょうを加え、1分ほどいためて全体にからめる。

1人分
79kcal
食塩相当量
0.7g

減塩ポイント　バターでこくをプラス

バターを加えて蒸し煮にすることで、こくが増します。焼きそば粉末ソースがない場合は、中濃ソース大さじ1で作れます。

副菜

包丁いらず　加熱なし

オクラとわかめのナムル風

しょうゆ味の冷やし中華のたれに、いりごま、
おろしにんにくを加えて味にめりはりをつけます。

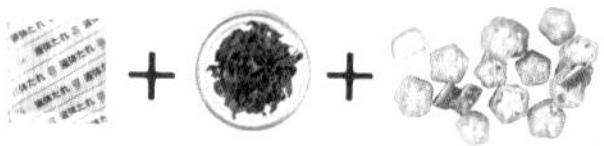

材料／2人分

冷やし中華のたれ1袋で
食塩相当量3.0g

冷凍オクラ（自然解凍OKのもの）……… 80g
カットわかめ（乾燥）……… 大さじ1/2
a
冷やし中華のたれ
（しょうゆ味、42ページ）……… 1/2袋
いり白ごま ……… 小さじ1
おろしにんにく（チューブタイプ）
……… 1cm分（0.5g）

作り方

1 オクラは自然解凍する。わかめは水につけてもどし、水洗いして水けをきる。

2 オクラとわかめを混ぜ合わせ、aを加えてあえる。

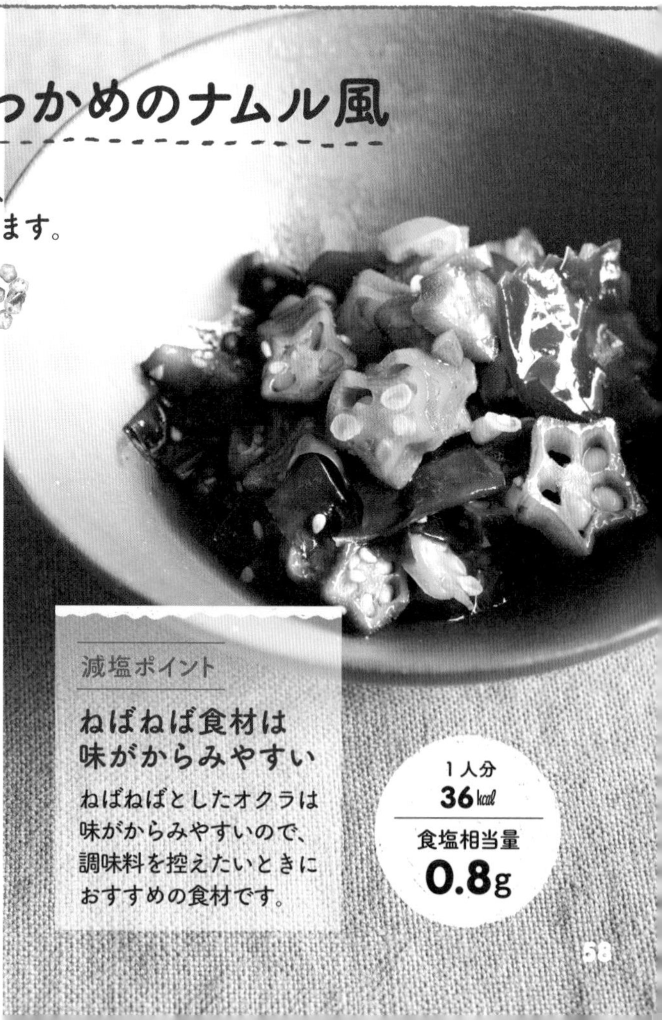

減塩ポイント

ねばねば食材は味がからみやすい

ねばねばとしたオクラは味がからみやすいので、調味料を控えたいときにおすすめの食材です。

1人分
36kcal
食塩相当量
0.8g

PART2

はじめてでも、やればできる！簡単減塩おかず

料理ができる、できないに関係なく、
手間をかけずに食事の準備ができたらいいですよね！
そこで、材料の切り方を簡単にして、
使う調味料も家によくあるもの、
調理法も簡単にこだわった減塩レシピを紹介します。
減塩をきっかけに、料理が楽しくなること請け合いです。

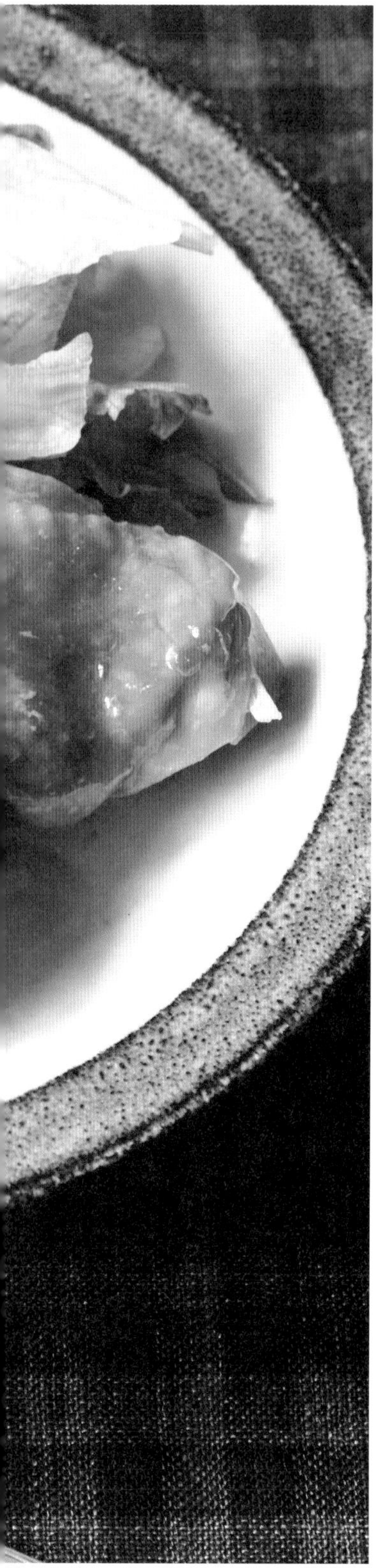

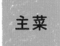

主菜

包丁いらず　レンジ加熱

鶏肉の
レンジ照り焼き

鶏もも肉はから揚げ用を買ってくれば、
あとは味をからめて、レンジンするだけ！

材料／2人分

	鶏もも肉（から揚げ用）	1枚（250g）
a	おろししょうが（チューブタイプ）	4cm分（2g）
a	しょうゆ・砂糖	各小さじ2
a	かたくり粉	小さじ1
	カットレタス	1袋（80g）

作り方

1. 耐熱皿に鶏肉を入れ、**a**をからめる。ふんわりとラップをかけて、電子レンジ（600W）で5～6分加熱する。
2. 鶏肉にたれを、照りが出るまでよくからめる。器に盛り、カットレタスを添える。

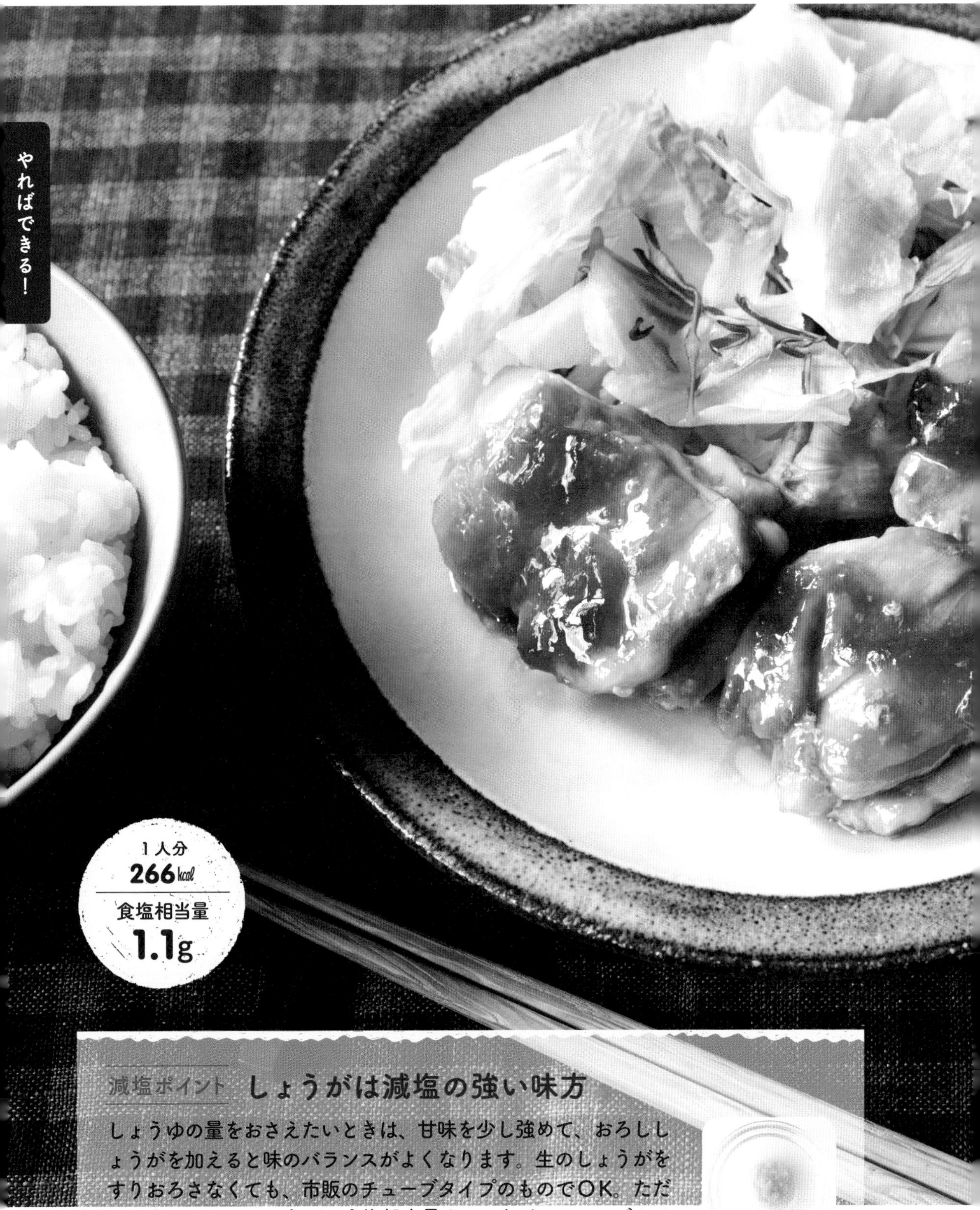

1人分
266kcal
食塩相当量
1.1g

減塩ポイント　しょうがは減塩の強い味方

しょうゆの量をおさえたいときは、甘味を少し強めて、おろししょうがを加えると味のバランスがよくなります。生のしょうがをすりおろさなくても、市販のチューブタイプのものでＯＫ。ただし、生のおろししょうがは食塩相当量0gですが、チューブタイプのものは小さじ1あたり、食塩相当量0.1gほど含まれています。

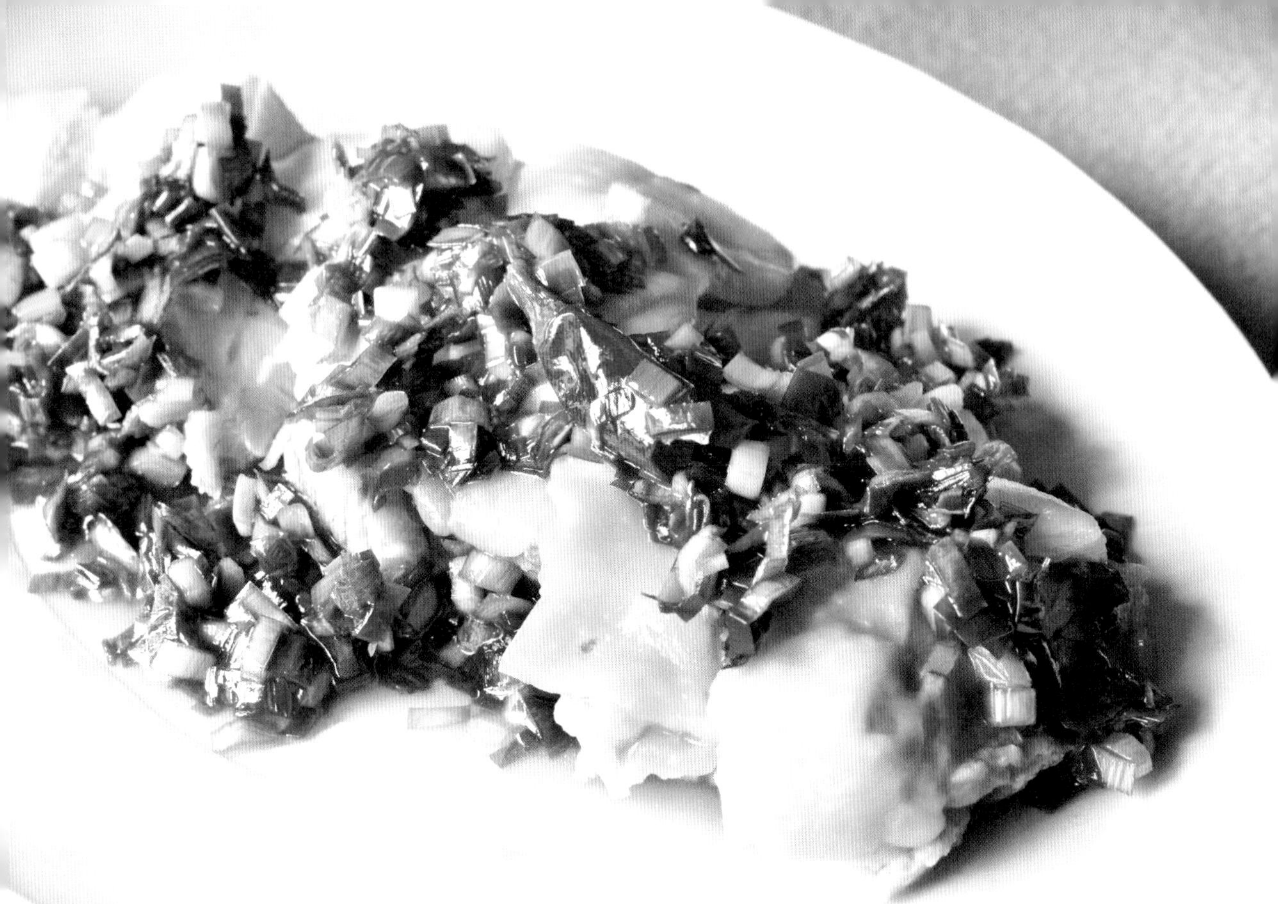

減塩ポイント　肉はやわらかく仕上げる

鶏肉に砂糖をもみ込むと、砂糖の保水効果でやわらかく仕上がります。パサつくと味を感じにくくなるので、やわらかく仕上げるのも減塩調理のポイントになります。ほんのり甘味もつき、鶏肉のうま味も引き出せます。

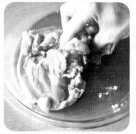

主菜

レンジ加熱

蒸し鶏のにらだれがけ

ピリッと甘辛いにらだれをかけて、香り豊かなスタミナおかずに。

材料／2人分

鶏もも肉……1枚(250g)
砂糖……小さじ1
塩……1g
酒……大さじ1

にらだれ※(作りやすい分量)
- にら……1/2束(50g)
- しょうゆ……小さじ2
- 砂糖・酒……各大さじ1
- 酢・ごま油……各大さじ1/2
- 赤とうがらし(種を除く)……1本

※この半量を使用。残りは冷蔵庫で1週間保存可能。

作り方

1 にらだれを作る。にらは5㎜幅に切る。耐熱ボールににら以外の材料を入れ、ふんわりとラップをかけて電子レンジ(600W)で2分加熱する。にらを加えて混ぜ合わせ、さめるまでおく。

2 蒸し鶏を作る。鶏肉は砂糖と塩をもみ込み、耐熱皿に皮目を上にして入れ、酒をふる。ふんわりとラップをかけて電子レンジ(600W)で6分加熱する。ラップをかけたままあら熱をとる(冷蔵庫で3日保存可能)。

3 **2**を食べやすく切って器に盛り、**1**の半量をかける。

1人分
273㎉
食塩相当量
1.1g

主菜

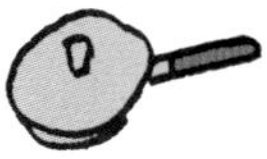
蒸し焼き

カジキとアスパラガスのマヨ照り焼き

マヨネーズは魚にも野菜にも合う調味料。
いためものの味つけにも便利です。

材料／2人分

	カジキ	2切れ（200g）
	冷凍アスパラガス	200g
	サラダ油	大さじ1/2
a	マヨネーズ	大さじ1と1/2
a	しょうゆ	大さじ1/2
a	砂糖	小さじ1
a	こしょう	少量

作り方

1 カジキは1cm幅の棒状に切る。

2 フライパンにサラダ油、カジキ、冷凍アスパラガスを入れてふたをして、中火にかける。2分蒸し焼きにしたら、裏返して、さらに2分蒸し焼きにする。汁けをキッチンペーパーで軽くふきとり、**a**を加えて30秒ほどいためて、全体にからめる。

減塩ポイント

マヨネーズで味をコーティング！

マヨネーズは油分を含んでいるので、具にからみやすく、味を表面にコーティングしてくれます。マヨネーズ大さじ1あたりの食塩相当量は0.2g。
少量の砂糖を加えて甘味をつけると、塩味をおさえやすくなります。

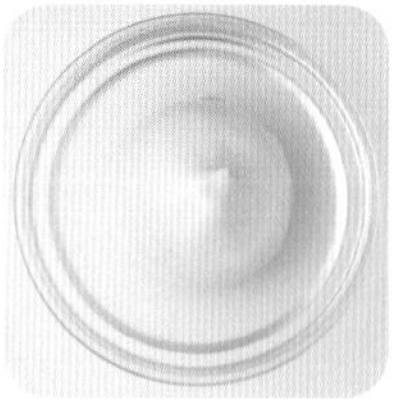

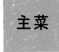

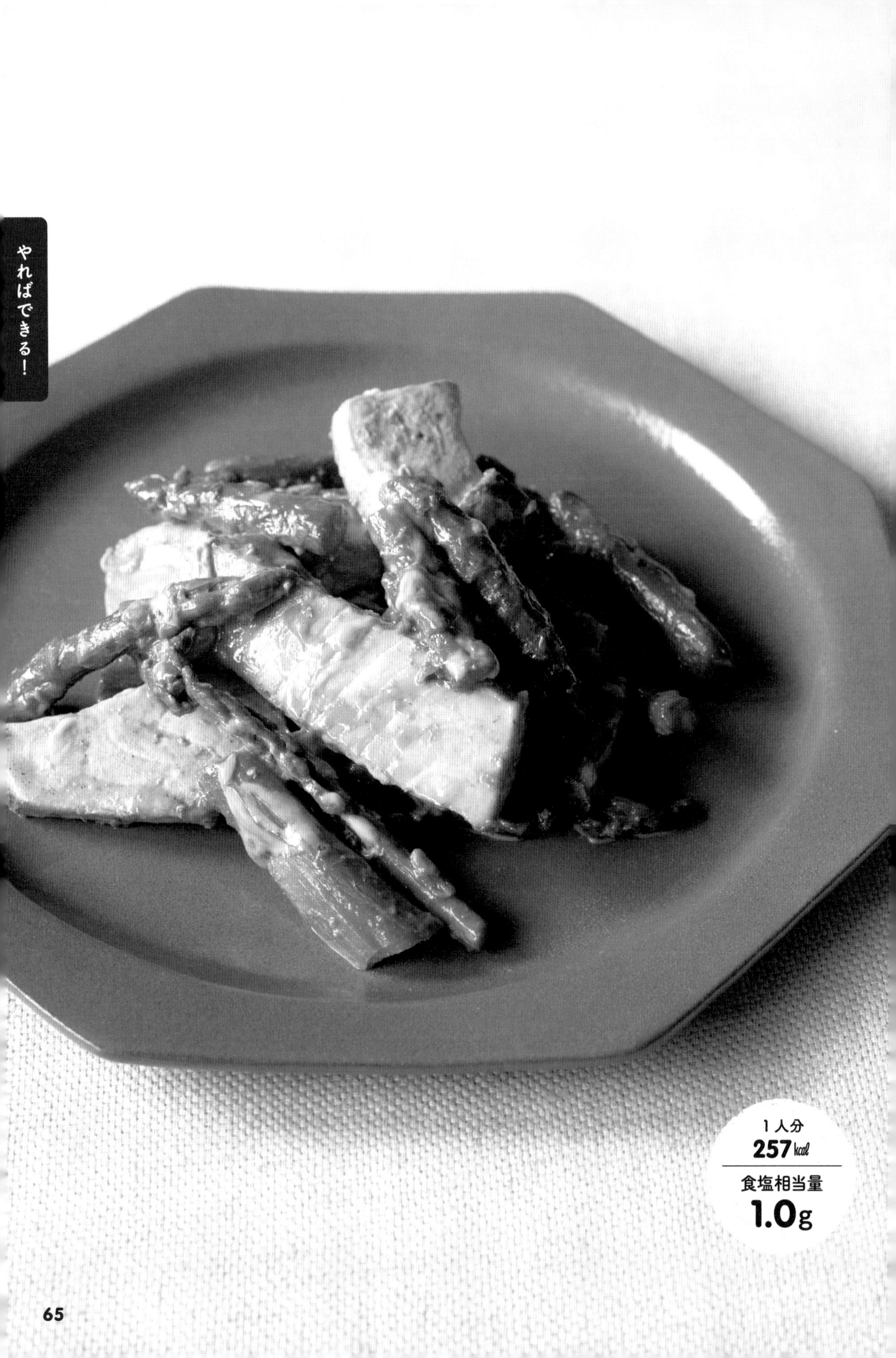

1人分
257kcal
食塩相当量
1.0g

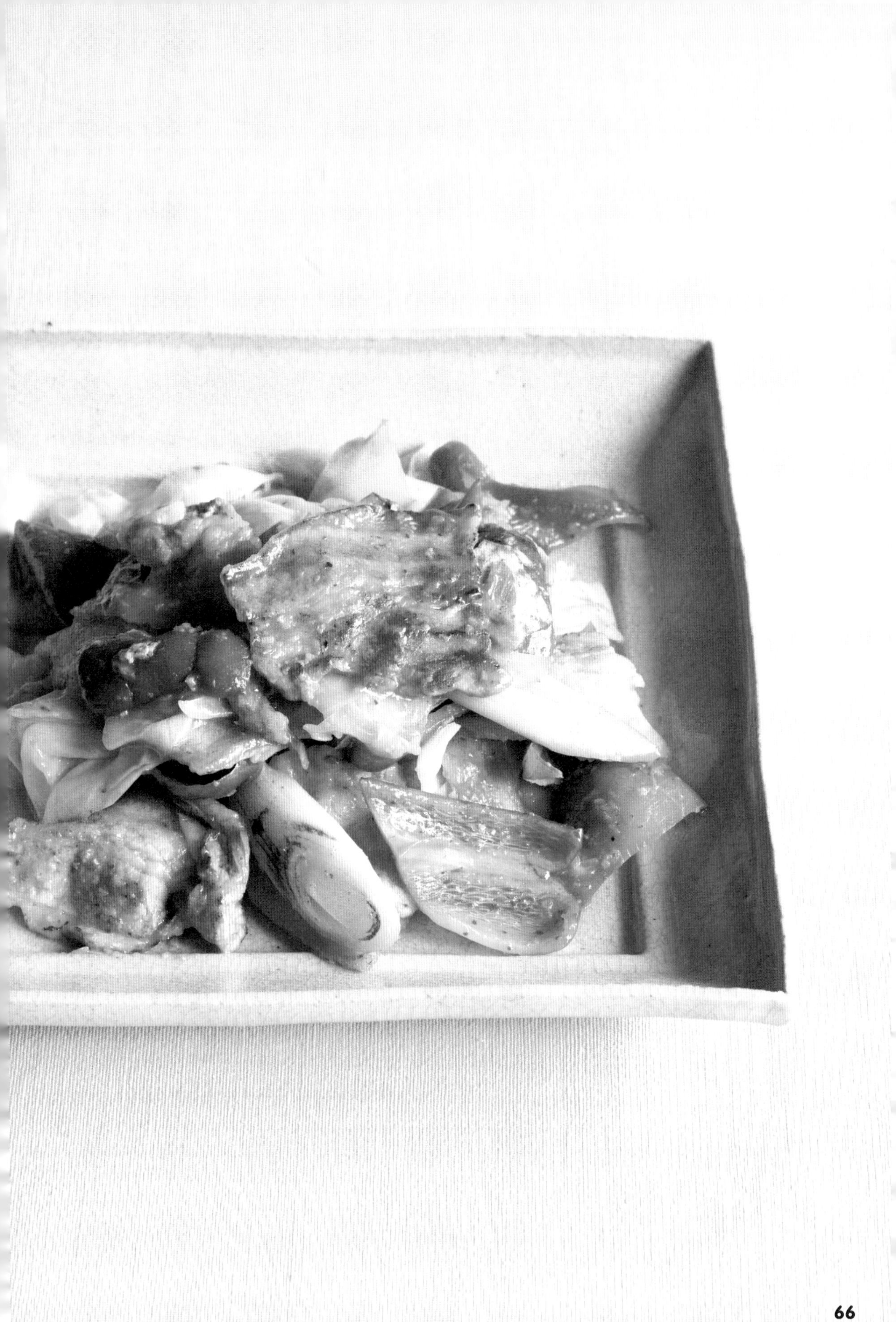

主菜

いためる

回鍋肉《ホイコーロー》

にんにくとしょうがの風味をきかせた甘みそ味はごはんにぴったり！チューブ入りのおろしにんにく、おろししょうがで代用可能です。

材料／2人分

豚バラ薄切り肉……200g
キャベツ……100g
ねぎ……1本（80g）
ピーマン（種をとる）……2個（60g）

a（混ぜる）
- にんにくオイル・しょうがオイル（12ページ）……各大さじ1
- 砂糖・水……各大さじ1
- みそ……小さじ2
- しょうゆ・かたくり粉……各小さじ1
- 一味とうがらし……少量

作り方

1 豚肉、キャベツ、ピーマンは一口大に切る。ねぎは斜め切りにする。

2 フライパンに豚肉を入れて中火で2分ほどいため、キャベツ、ねぎ、ピーマンを加えて2分ほどいためる。**a**をもう一度混ぜてから加え、全体を混ぜ合わせて1分ほどいためる。

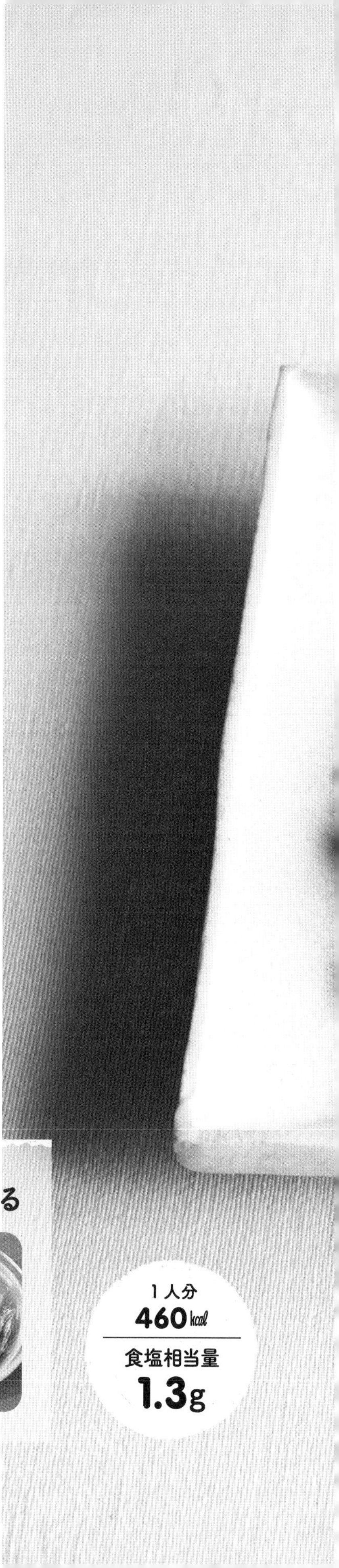

1人分
460kcal
食塩相当量
1.3g

減塩ポイント **にんにく、しょうがの風味をきかせる**

にんにくとしょうがをダブル使いし、砂糖で甘味をつけると、みその量を控えやすくなります。一味とうがらしを入れて辛みをきかせると、味にめりはりも出ます。にんにくオイル、しょうがオイルはチューブタイプでも代用可能です（12ページ）。

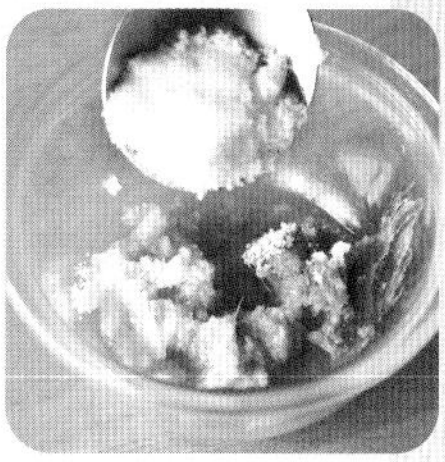

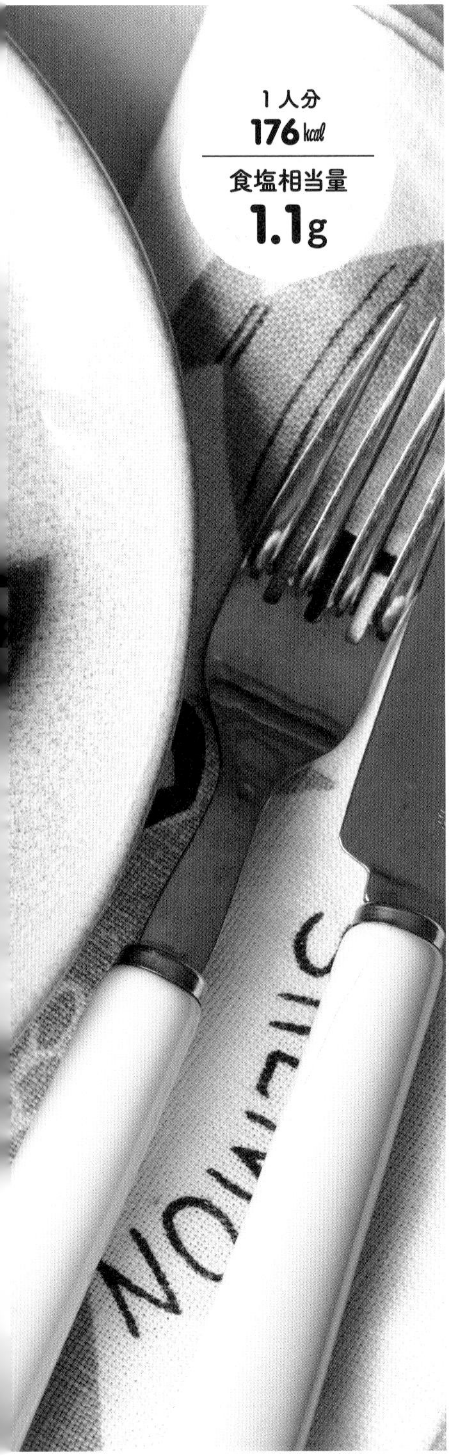

1人分
176kcal

食塩相当量
1.1g

主菜

焼く

サーモンソテー トマトソース

にんにく風味のトマトソースは魚だけでなく、つけ合わせの野菜との相性もぴったり。

材料／2人分

生ザケ	2切れ（160g）
塩	1g
にんにくオイル（12ページ）	大さじ1
トマト	2個（200g）
塩	1g
水菜	1束（50g）

作り方

1. サケは塩をまぶし、にんにくオイルをからめる。トマトはへたを除き、角切りにする。水菜は根元を切り除き、食べやすい長さに切る。
2. フライパンにサケを並べて弱火にかけ、2分焼く。裏返してさらに2分焼いて器に盛る。
3. 同じフライパンにトマトを入れて2分ほど煮つめたら、塩で味をととのえる。**2**にかけ、水菜を添える。

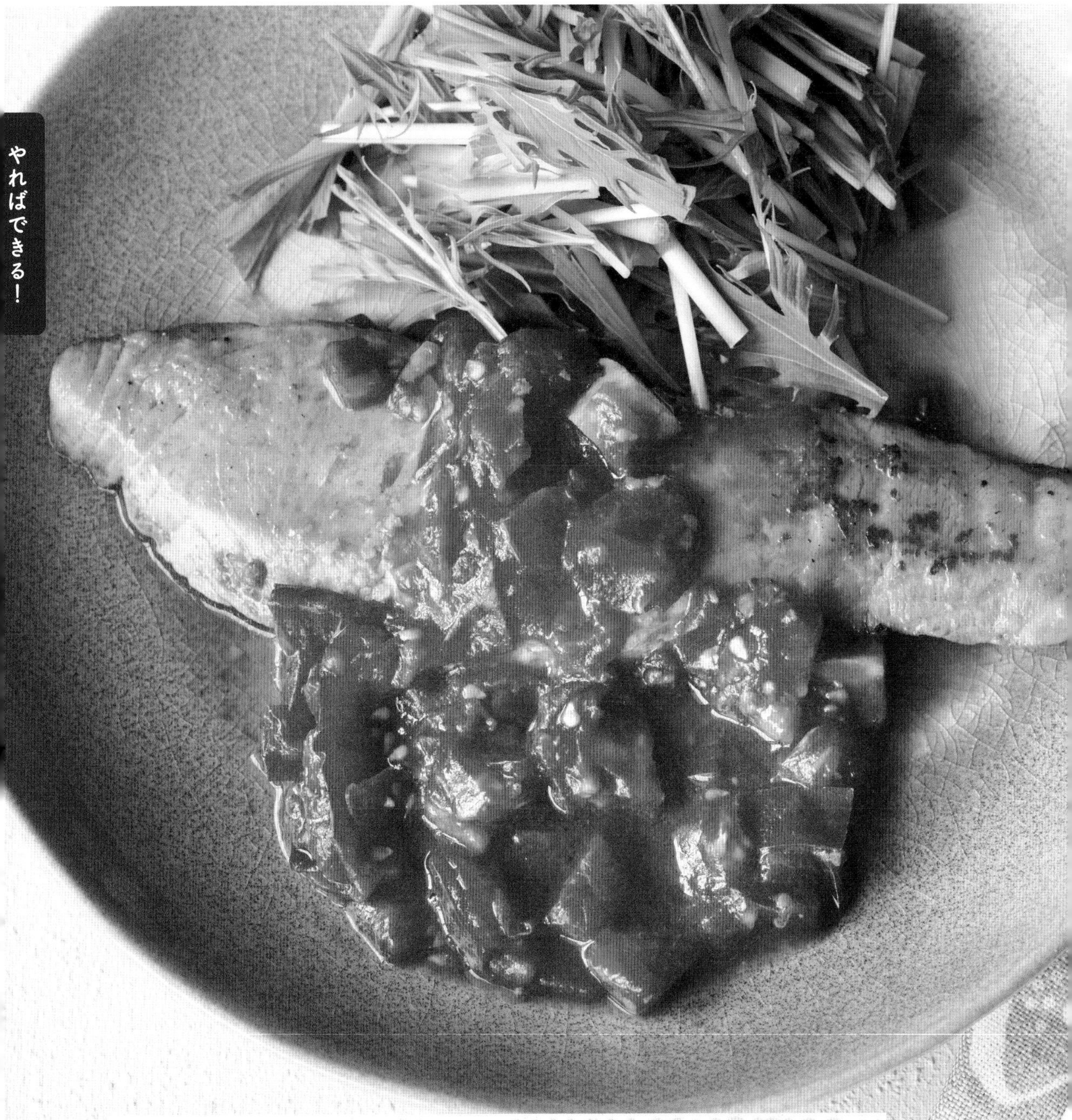

減塩ポイント にんにくオイルで ソースもにんにく風味に

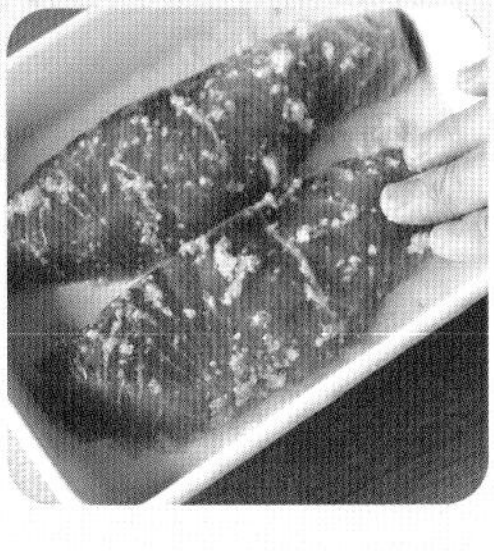

生ザケににんにくオイルをからめて焼くだけ。にんにくオイルを使えば、調味料を減らしてもパンチのある味わいに仕上がります。フライパンに残った油でトマトソースも手軽ににんにく風味になります。

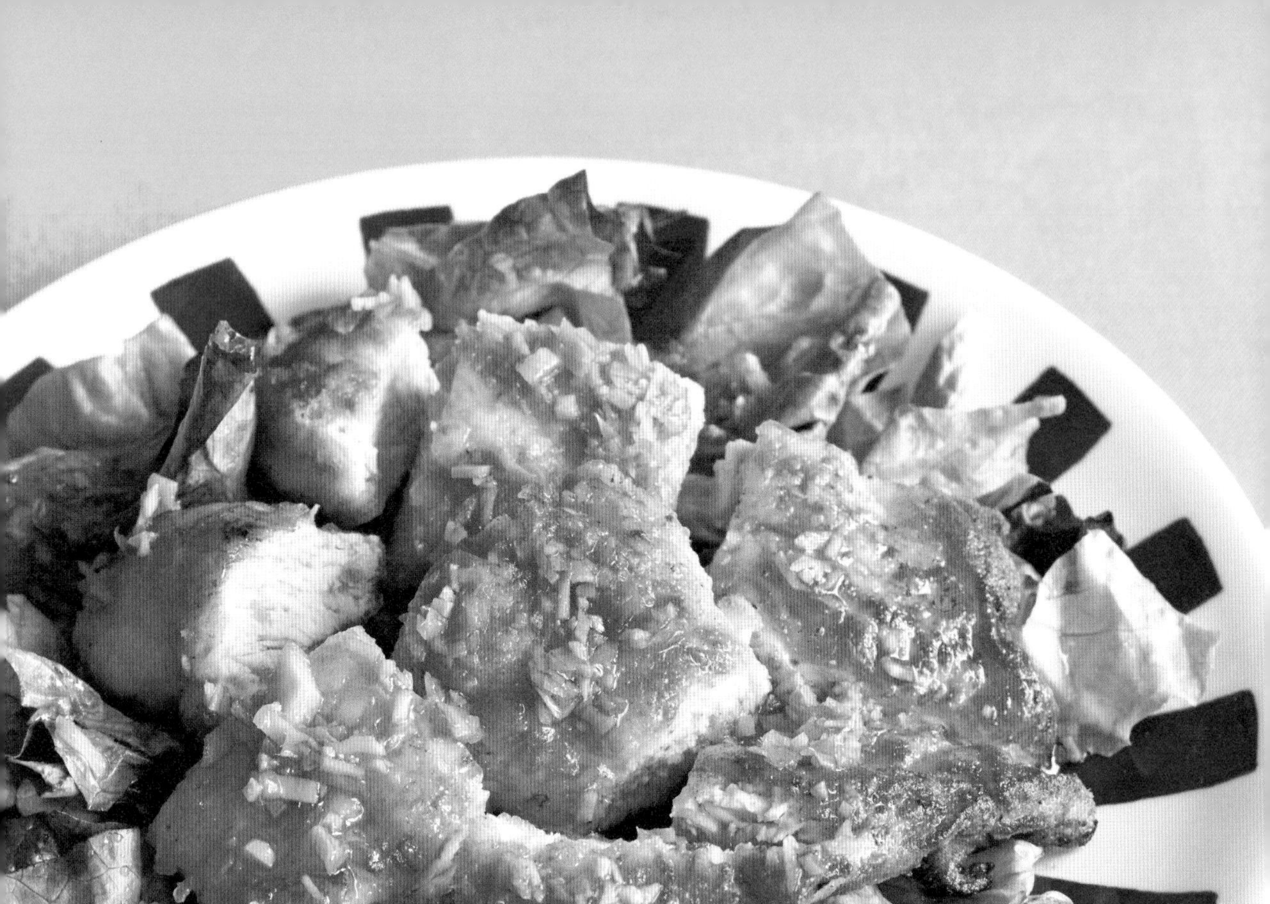

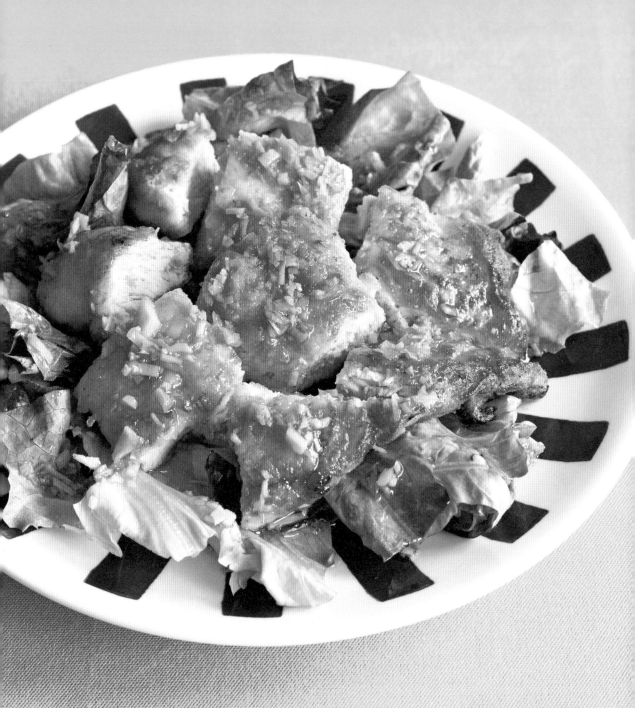

1人分
488kcal
食塩相当量
1.3g

減塩ポイント

しょうがオイルを活用

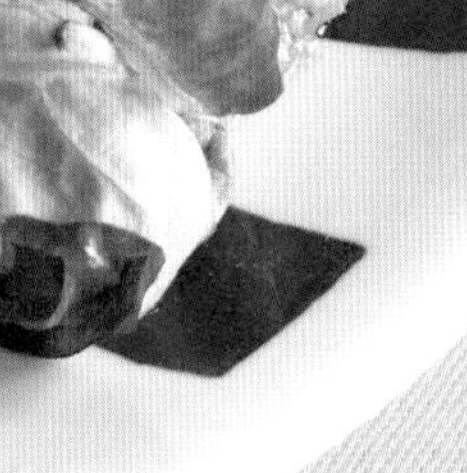

調味料にしょうがオイルを混ぜるだけで、こくのあるたれが完成します。オイル入りなので肉や野菜にもよくからみます。

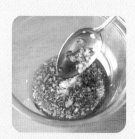

主菜

揚げ焼き

かんたん油《ゆー》淋《りん》鶏《ちー》

**しょうがオイルベースのたれが絶品。
野菜にもからめて召し上がれ。**

材料／2人分

	鶏胸肉	1枚(250g)
a	塩	1g
a	酒	大さじ1/2
	かたくり粉	大さじ3
	サラダ油	大さじ4
	カットレタス	2/3袋(50g)
b	しょうがオイル(12ページ)	大さじ1
b	しょうゆ・酢・砂糖	各大さじ1/2

作り方

1 鶏胸肉は身の厚い部分に切り目を入れて左右に開き、厚みを均一にし、**a**をなじませる。かたくり粉を全面にまぶす。

2 フライパンにサラダ油、**1**を入れて中火にかけ、3分ほど揚げ焼きにする。裏返してさらに3分焼き、とり出す。食べやすい大きさに切る。カットレタスとともに器に盛り、**b**を混ぜてかける。

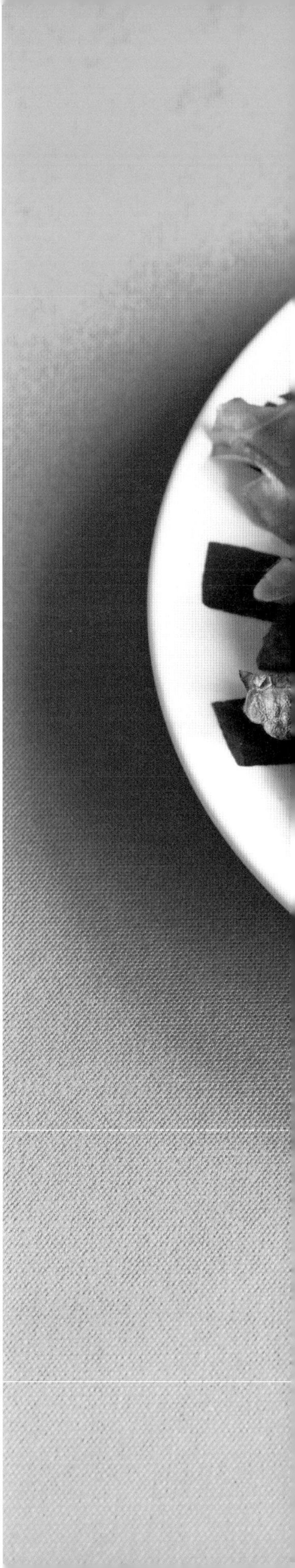

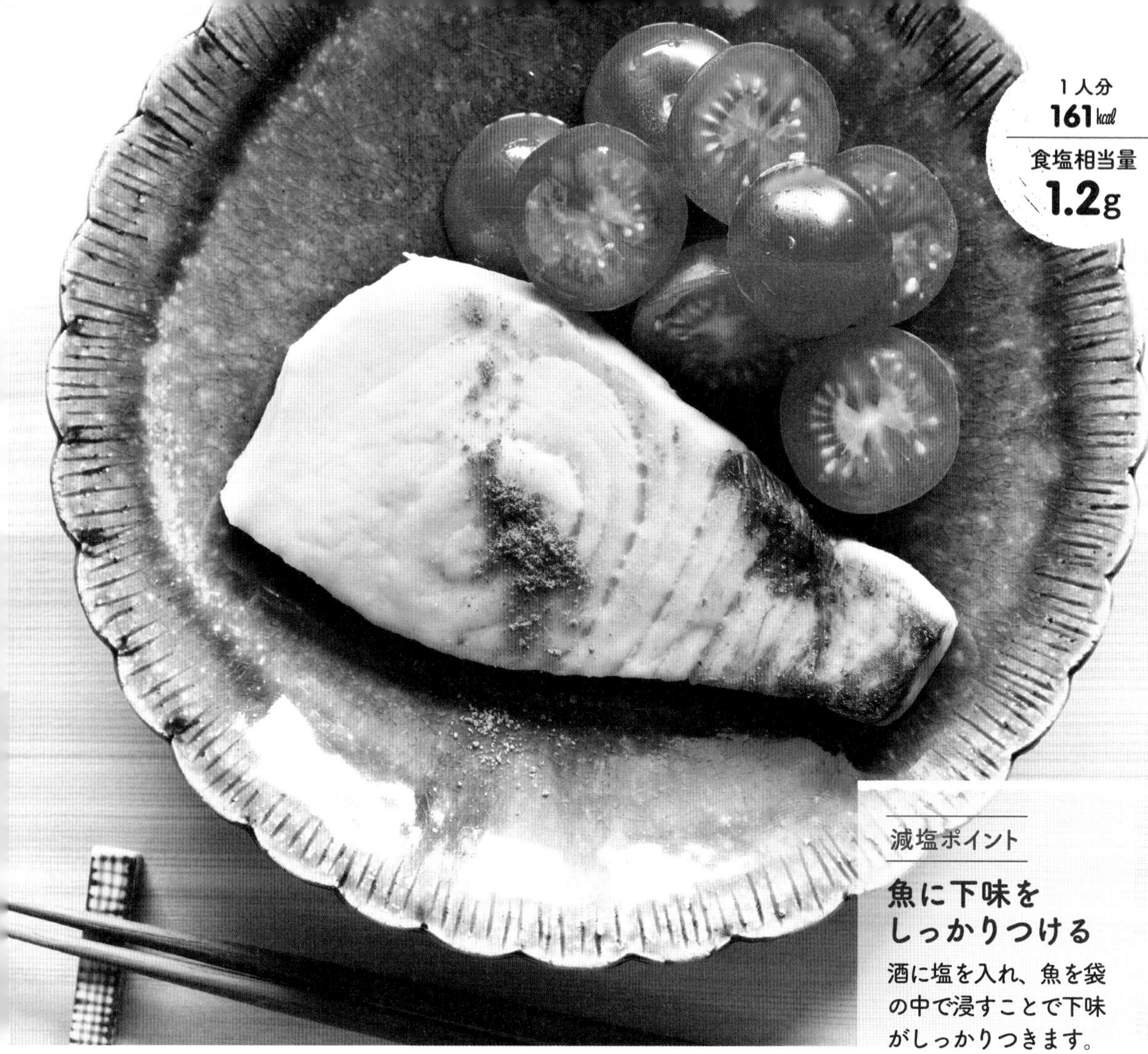

1人分
161kcal
食塩相当量
1.2g

減塩ポイント

魚に下味をしっかりつける

酒に塩を入れ、魚を袋の中で浸すことで下味がしっかりつきます。仕上げにカレー粉をふりかけると、塩味がさらに引き立ちます。

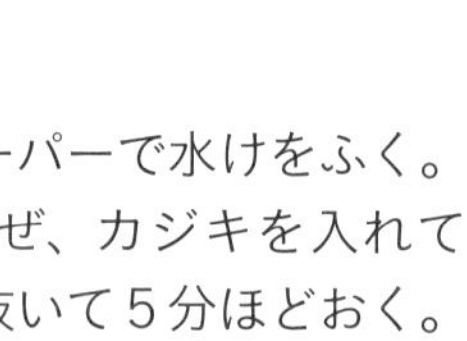

主菜　焼く

カジキの酒塩焼き カレー風味

魚の塩焼きが食べたい！　と思ったらこれがおすすめ。カレー粉の香りが食欲をそそります。

材料／2人分

カジキ……2切れ（200g）
a［酒……大さじ1
　 塩……2g
カレー粉……少量
ミニトマト（へたを除き半分に切る）
……8個（80g）

作り方

1 カジキはキッチンペーパーで水けをふく。ポリ袋に**a**を入れて混ぜ、カジキを入れてなじませ、袋の空気を抜いて5分ほどおく。

2 **1**を魚焼きグリルに並べて中火で10分ほど焼く。器にミニトマトとともに盛り、カレー粉をふる。

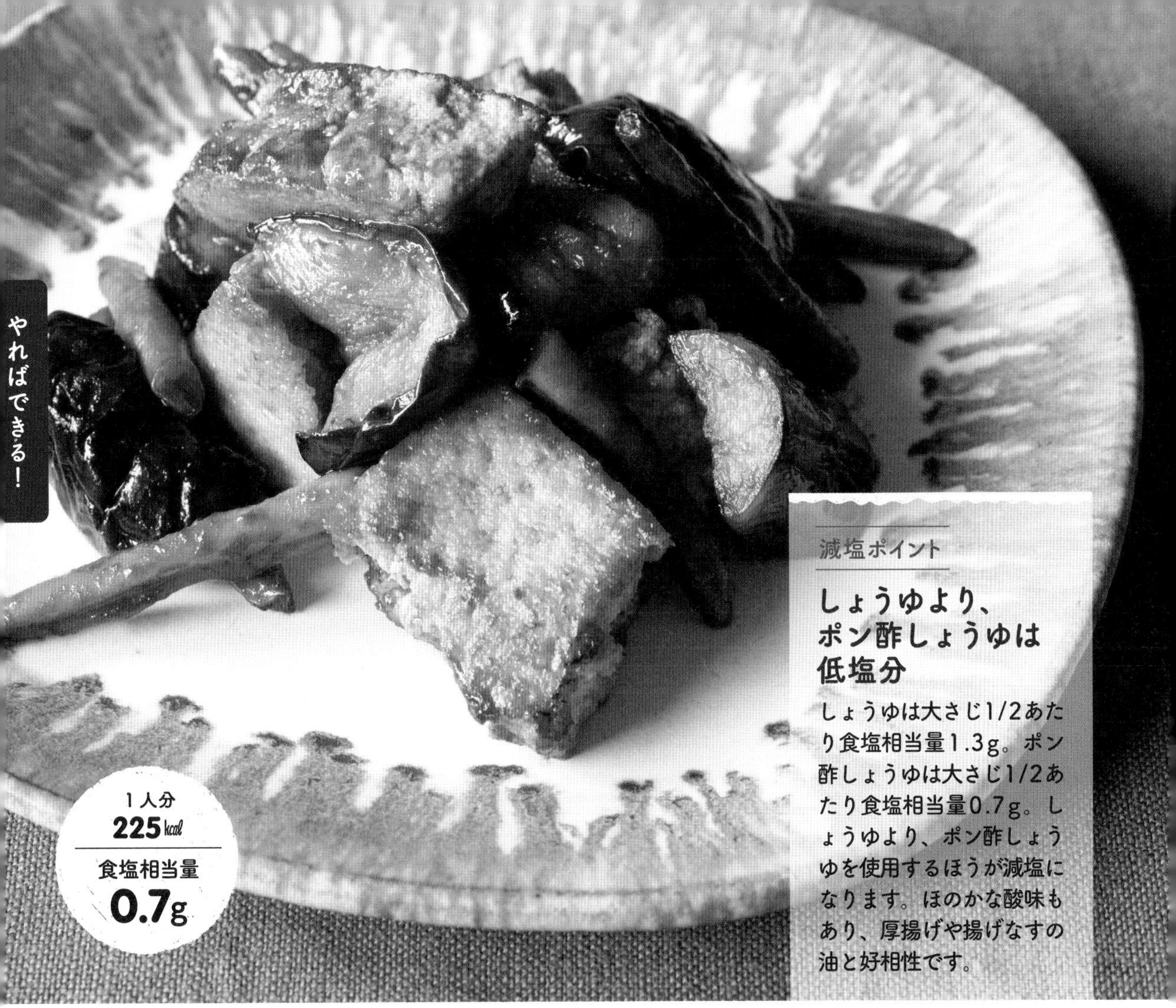

1人分
225kcal
食塩相当量
0.7g

減塩ポイント

しょうゆより、ポン酢しょうゆは低塩分

しょうゆは大さじ1/2あたり食塩相当量1.3g。ポン酢しょうゆは大さじ1/2あたり食塩相当量0.7g。しょうゆより、ポン酢しょうゆを使用するほうが減塩になります。ほのかな酸味もあり、厚揚げや揚げなすの油と好相性です。

主菜　包丁いらず　いためる

厚揚げと揚げなすのケチャップいため

厚揚げと冷凍野菜をいためるだけ！
ポン酢しょうゆがいい味を出します。

材料／2人分

厚揚げ	1枚（200g）
冷凍揚げなす	100g
冷凍いんげん	50g
サラダ油	大さじ1/2
a　トマトケチャップ	大さじ1
a　ポン酢しょうゆ（市販品）	大さじ1/2
a　砂糖	小さじ1

作り方

1 厚揚げは手で一口大に切る。冷凍いんげんは手で半分に折る。

2 フライパンにサラダ油を引き、1と冷凍揚げなすを入れる。ふたをして中火にかけ、3分ほど蒸し焼きにする。aを加え、照りが出るまでいため合わせる。

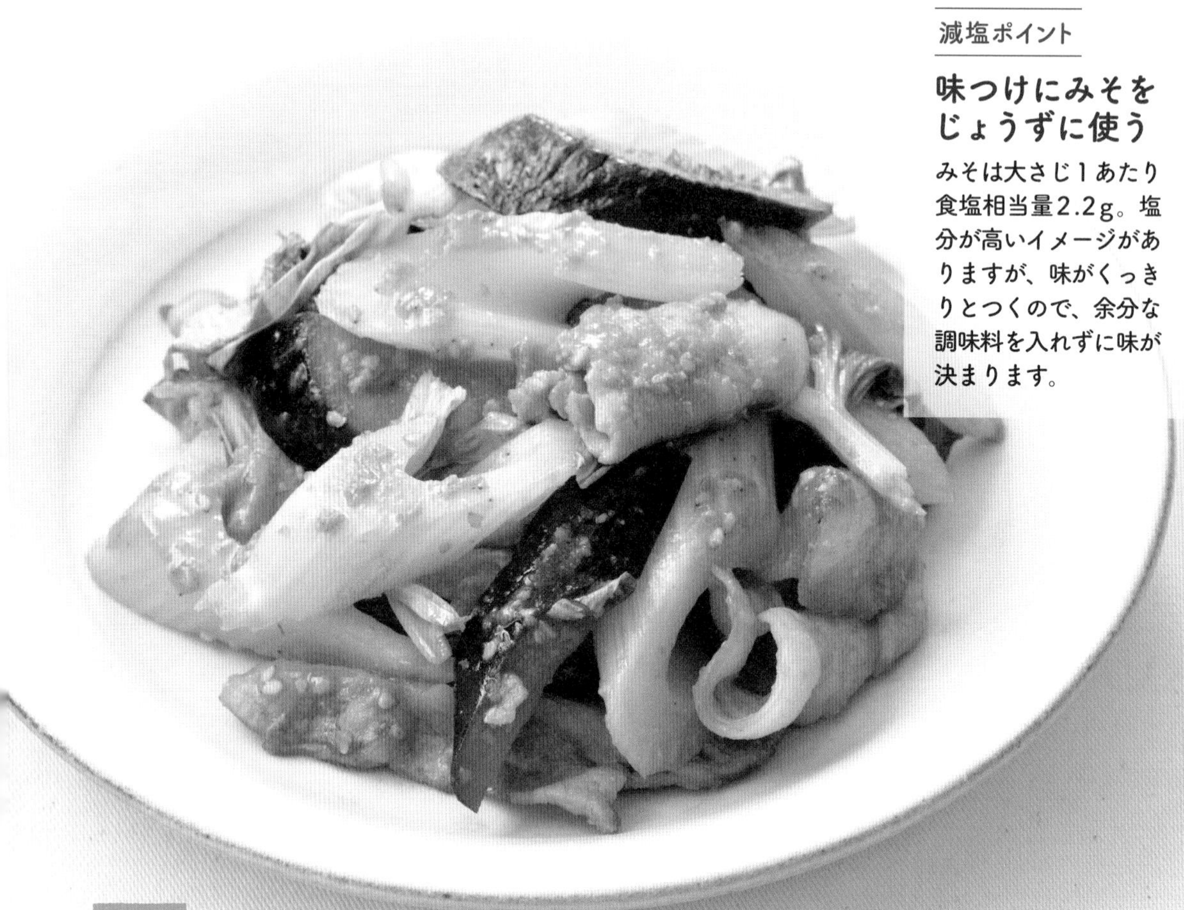

減塩ポイント

味つけにみそをじょうずに使う

みそは大さじ１あたり食塩相当量2.2g。塩分が高いイメージがありますが、味がくっきりとつくので、余分な調味料を入れずに味が決まります。

主菜　いためる

1人分 366kcal
食塩相当量 1.3g

セロリとなす、豚肉のみそいため

みそのこっくりした味わいが
セロリ特有の風味をおさえて食べやすくなります。

材料／２人分

セロリ……１本（120g）
なす（へたを除く）
……２本（160g）
豚バラ薄切り肉……150g
オリーブ油……大さじ1/2
a ┌ みそ・酒・みりん……各大さじ１
　└ 砂糖……小さじ１
いり白ごま……大さじ1/2

作り方

1. セロリの茎は筋を除き、斜め切りにする。葉は食べやすい大きさにちぎる。なすは縦半分に切り、斜め切りにする。豚肉は一口大に切る。**a**は混ぜ合わせる。
2. フライパンにオリーブ油、豚肉、なすを入れ、ふたをして中火で２分蒸し焼きにする。全体を混ぜてセロリの茎を加え、強火で１分いためる。**a**を加えて全体にからめ、セロリの葉とごまを加えてさっといため合わせ、器に盛る。

主菜

いためる

チンジャオロースー

**みりんで甘味をプラスして、オイスターソースの量を調整。
肉にしっかり味がついているので、満足感は保証します！**

材料／2人分

- 牛切り落とし肉……150g
- かたくり粉……大さじ1/2
- ピーマン（へたと種を除く）……3個（90g）
- 玉ねぎ……1/2個（100g）
- にんにく……1かけ（10g）
- ごま油……大さじ1と1/2
- a
  - オイスターソース……小さじ2
  - しょうゆ・みりん……各小さじ1
  - 酢……小さじ1/2
  - こしょう……少量

作り方

1. 牛肉はかたくり粉をまぶす。ピーマンと玉ねぎは細切りにする。にんにくはみじん切りにする。aは混ぜ合わせる。
2. フライパンにごま油大さじ1を強火で熱し、ピーマン、玉ねぎを入れて1分ほどいためてとり出す。
3. ごま油大さじ1/2を足して中火にし、牛肉を入れて1分ほどいためる。にんにくを加えていため、香りが立ったらaを加えてよくからめ、2を戻し入れてさっといため合わせる。

減塩ポイント

なにに味をつけるかを考える

牛肉にしっかり味をつけてから、先にいためておいた野菜と合わせると、調味料を控えても味を感じやすくなります。

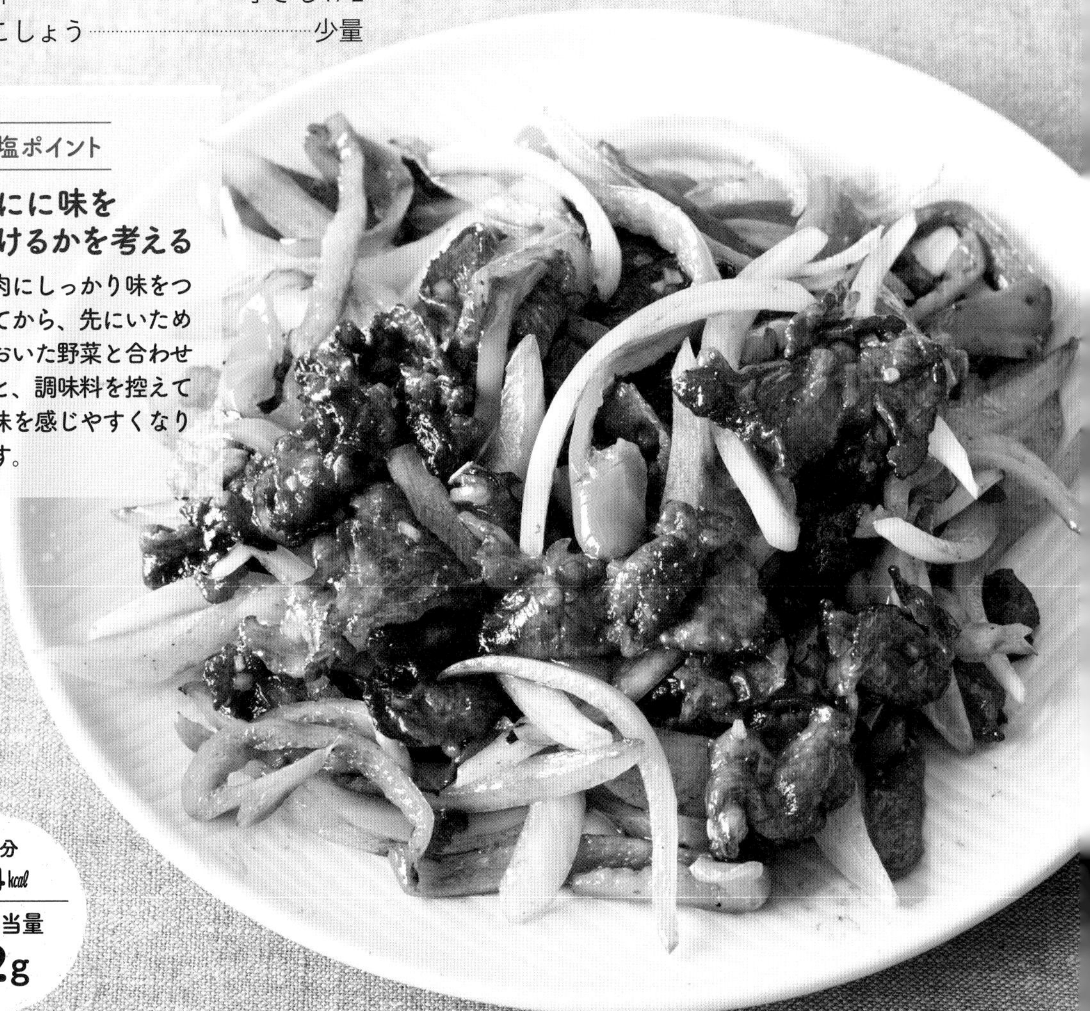

1人分
354kcal
食塩相当量
1.2g

主菜

いためる

鶏肉と長芋のガーリックいため

ジューシーな鶏肉とほっくりした長芋。にんにくの風味がよく合います。

材料／2人分

- 長芋……300g
- 鶏もも肉（から揚げ用）……200g
- にんにくオイル（12ページ）……大さじ1と1/2
- 赤とうがらし（種を除く）……1本
- パセリのみじん切り（または乾燥パセリ）……大さじ1
- 塩……1.5g

作り方

1 長芋は皮をむいて食べやすい大きさのスティック状に切る。

2 フライパンににんにくオイル、長芋、鶏肉を入れて強火で4分ほどいため、長芋にこんがりと焼き色をつける。赤とうがらしを加えていため、香りが立ったらパセリを加えていため合わせる。塩で調味して器に盛る。

1人分
365kcal

食塩相当量
0.9g

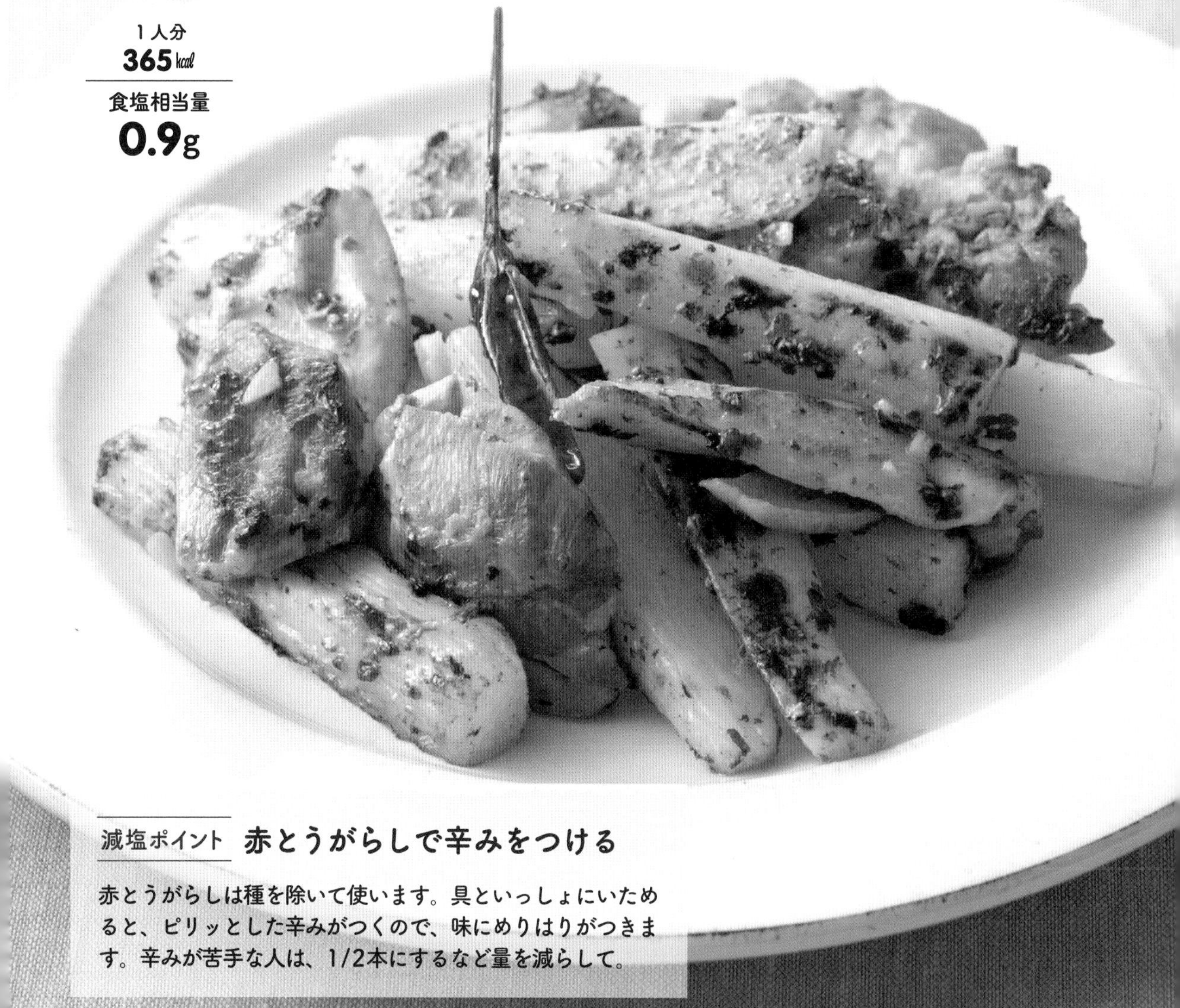

減塩ポイント　赤とうがらしで辛みをつける

赤とうがらしは種を除いて使います。具といっしょにいためると、ピリッとした辛みがつくので、味にめりはりがつきます。辛みが苦手な人は、1/2本にするなど量を減らして。

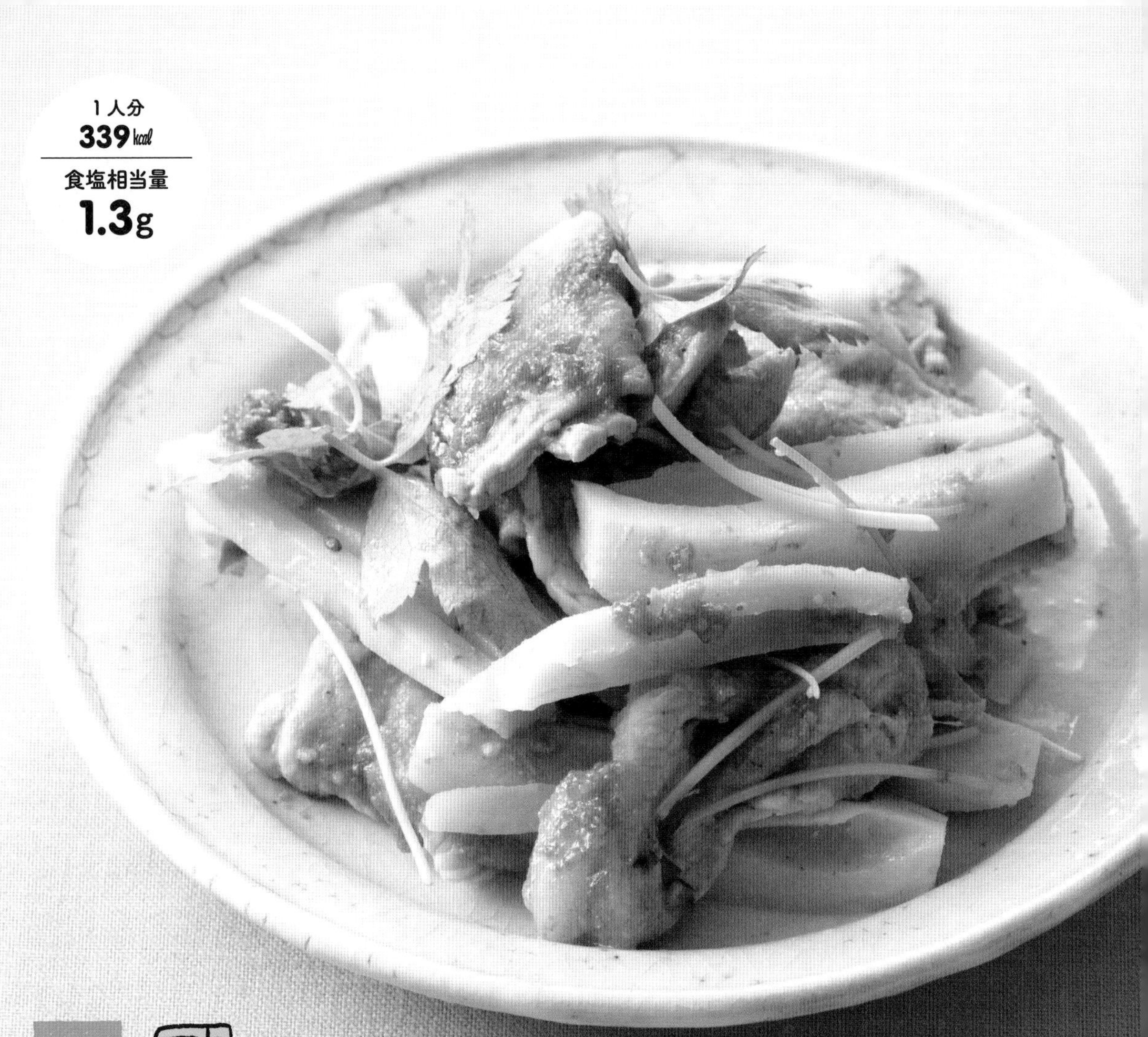

1人分
339kcal
食塩相当量
1.3g

主菜

レンジ加熱

豚肉とれんこんのごまみそレンジ蒸し

電子レンジ加熱で手軽にできる蒸し物。ごまとみそのこくが食欲をそそります。

減塩ポイント　ごまのこく、三つ葉の香りがアクセント

すりごまでこくを出し、三つ葉で香りをよくすると、塩分を控えた味つけにしやすくなります。

材料／2人分

れんこん……大1節(300g)
豚ロース薄切り肉……150g
a(混ぜる)
- すり白ごま・みそ・砂糖……各大さじ1
- 酒……大さじ1/2

三つ葉(食べやすい長さに切る)……1束(20g)

作り方

1. れんこんは皮をむいて5cm長さの棒状に切り、水にさらして水けをきる。
2. 耐熱皿に**1**を並べ、上に豚肉を重ねて並べる。**a**をまわしかけ、ラップをかけて電子レンジ(600W)で4～5分加熱する。三つ葉を加えてさっと混ぜ、器に盛る。

1人分
360kcal
食塩相当量
1.7g

減塩ポイント **味を含んだ玉ねぎがソースに！**

鶏肉に下味をもみ込んで20分おくのが味をしっかり入れるコツ。また、みじん切りにした玉ねぎも味を含み、それが鶏肉にからまるのでさらにおいしくなります。

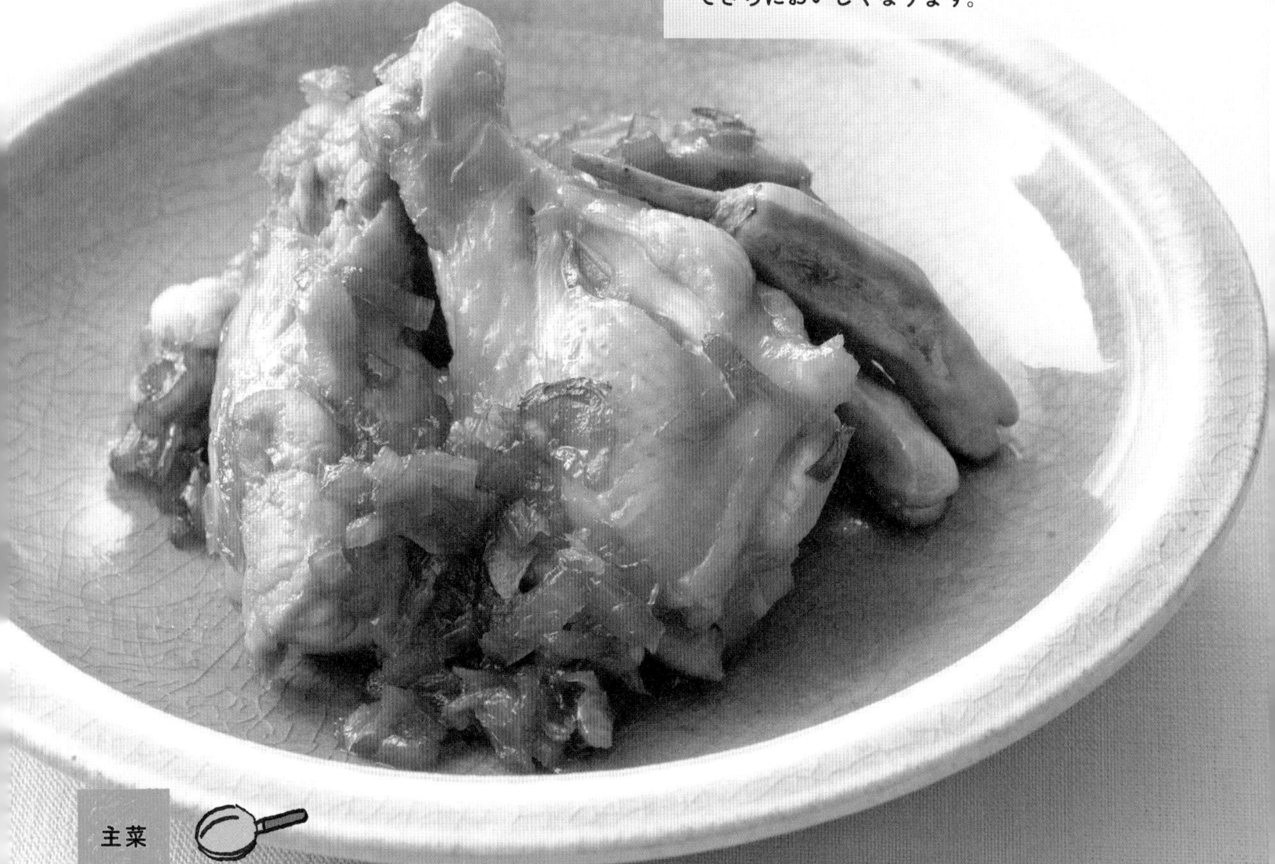

主菜　煮る

鶏肉の甘酢煮込み

鶏肉と玉ねぎに下味をもみ込んで、あとは煮るだけ！

材料／2人分

鶏手羽元（または鶏もも肉から揚げ用）……6本（正味340g）
玉ねぎ……1/2個（100g）
ししとうがらし……4本
a　酢……1/2カップ
　　酒・みりん……各大さじ1
　　砂糖……大さじ1/2
しょうゆ……大さじ1

作り方

1 手羽元は骨に沿って切り込みを2本入れる。玉ねぎはみじん切りにする。ししとうがらしは、包丁の先で2か所に切り込みを入れる。

2 フライパンに手羽元を入れ、玉ねぎと**a**を加えてよくもみ込み、そのまま20分ほどおく。中火にかけて8分煮、しょうゆを加えて3分煮る。ししとうがらしを加えてさらに1分煮、火を消す。

1人分
239kcal
食塩相当量
1.4g

減塩ポイント **肉のアクは雑味のもと**

煮汁と牛肉を煮る間にアクが出てきたら、雑味のもとになるので、こまめにとり除きましょう。

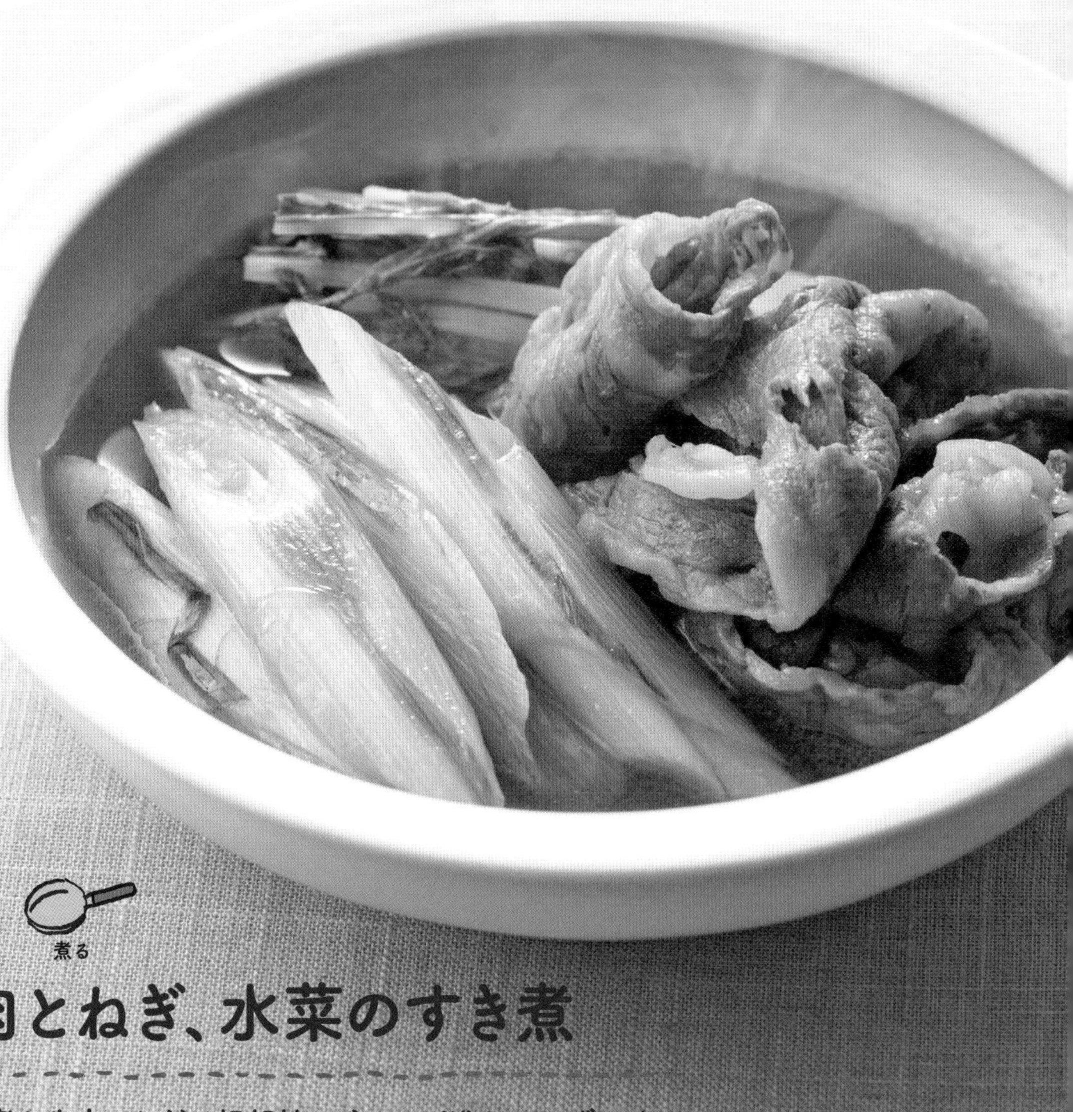

主菜

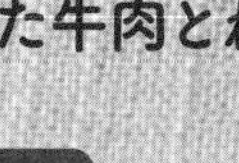
煮る

牛肉とねぎ、水菜のすき煮

甘辛く煮た牛肉とねぎは好相性。ごはんが進むおかずです。

材料／2人分

ねぎ……2本(200g)
牛もも薄切り肉……150g
水菜……1株(50g)
サラダ油……大さじ1/2
a 酒・みりん・しょうゆ……各大さじ1
　砂糖……小さじ1
　水……1カップ

作り方

1 ねぎは斜め切りにする。水菜は食べやすい長さに切る。牛肉は食べやすい大きさに切る。aは混ぜ合わせる。

2 フライパンにサラダ油を強火で熱し、ねぎを並べて両面に焼き色をつける。a、牛肉を加え、アクが出たらとり除き、中火で5分ほど煮る。水菜を加えてさっと煮、器に盛る。

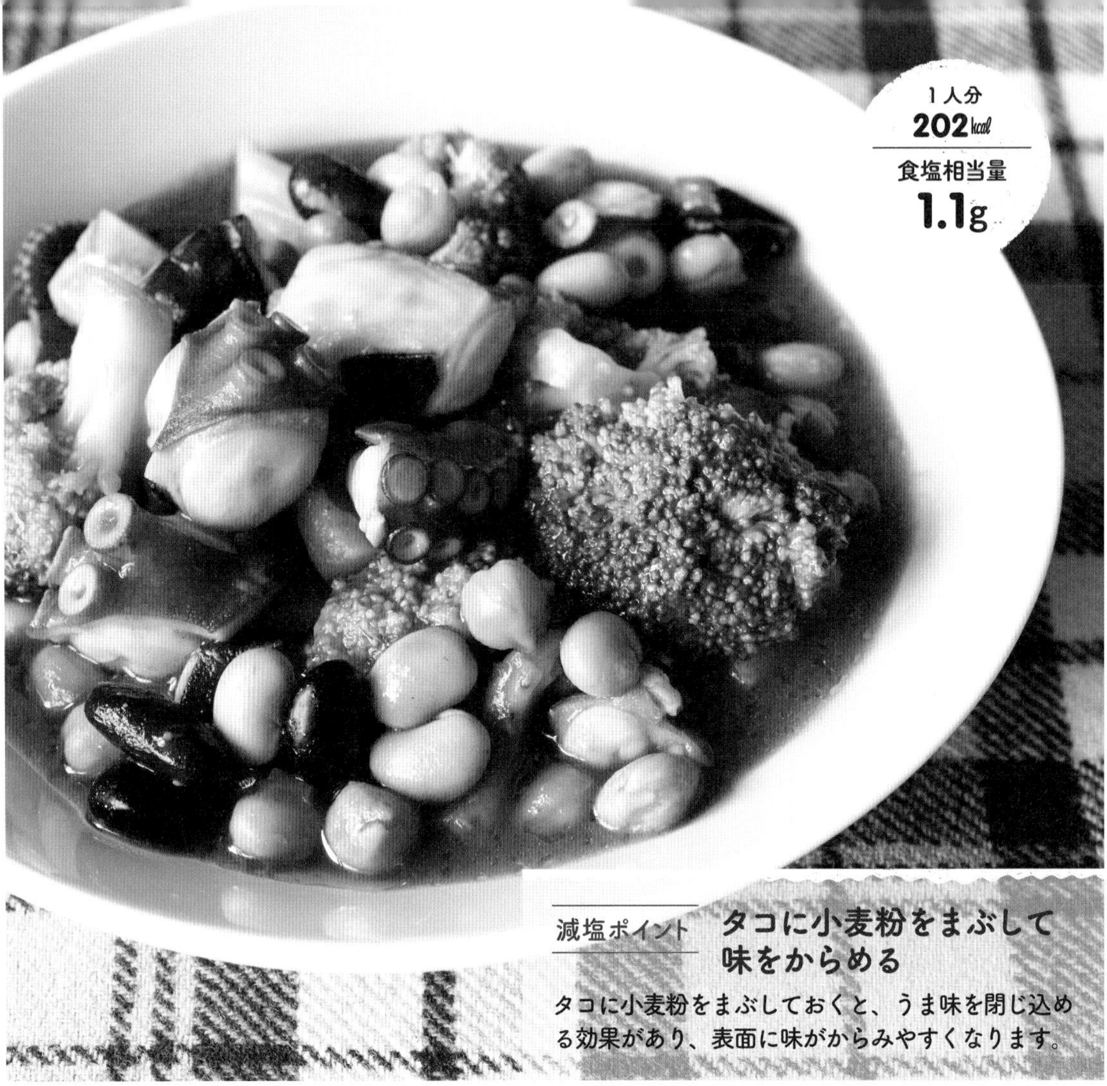

1人分
202kcal
食塩相当量
1.1g

減塩ポイント **タコに小麦粉をまぶして味をからめる**

タコに小麦粉をまぶしておくと、うま味を閉じ込める効果があり、表面に味がからみやすくなります。

・写真は2人分

主菜　レンジ加熱

タコとミックスビーンズのトマト煮

タコとトマトジュースのうま味のコラボが絶妙！
レンジで作ったとは思えない本格味です。

材料／2人分

	タコ	150g
	小麦粉	小さじ1
a	ミックスビーンズ缶（食塩無添加）	70g
a	冷凍ブロッコリー	100g
a	トマトジュース（食塩不使用）	1/2カップ
a	オリーブ油	大さじ1
	塩	小さじ1/4
	こしょう	少量

作り方

1. タコは一口大に切って、小麦粉をまぶす。
2. 耐熱ボールに**1**と**a**を入れ、ふんわりとラップをかけて電子レンジ（600W）で6分ほど加熱する。塩、こしょうで味をととのえる。

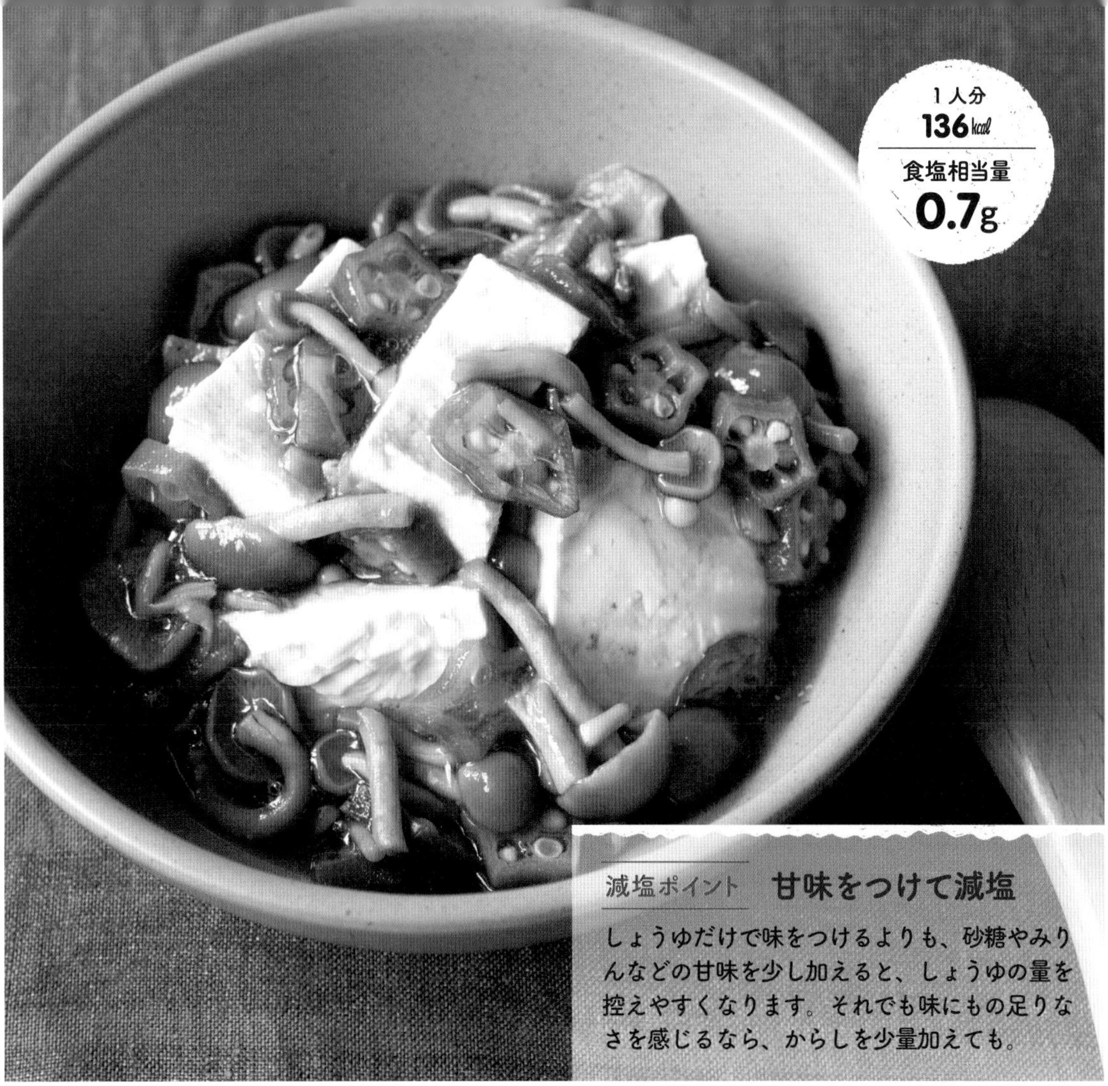

1人分
136kcal
食塩相当量
0.7g

減塩ポイント　甘味をつけて減塩

しょうゆだけで味をつけるよりも、砂糖やみりんなどの甘味を少し加えると、しょうゆの量を控えやすくなります。それでも味にもの足りなさを感じるなら、からしを少量加えても。

主菜　包丁いらず　レンジ加熱

豆腐のレンジ蒸し なめこあんかけ

豆腐に、味を含んだなめこやオクラがからみます。ごはんにも合う甘辛味です。

材料／2人分

	もめん豆腐	300g
	なめこ	1袋（100g）
	冷凍オクラ	30g
a	水	1/4カップ
a	しょうゆ・砂糖	各大さじ1/2

作り方

1. 耐熱皿にキッチンペーパーを敷き、豆腐をスプーンで一口大ずつすくいながら、全体に広げる。ふんわりとラップをかけて、電子レンジ（600W）で2分加熱する。
2. なめこはさっと水洗いする。耐熱ボールになめこ、冷凍オクラ、**a**を入れ、ふんわりとラップをかけて電子レンジ（600W）で3〜4分加熱する。器に**1**を盛り、上からかける。

減塩ポイント にんにくオイルは便利！

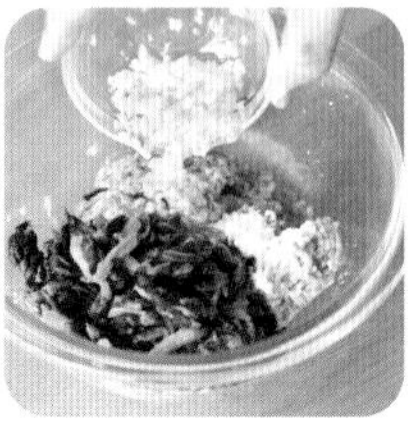

にんにくオイルはひき肉に混ざりやすく、味に深みを出してくれる便利なアイテム。ギョーザの下味以外にも、いため物などいろいろな料理に使えます。

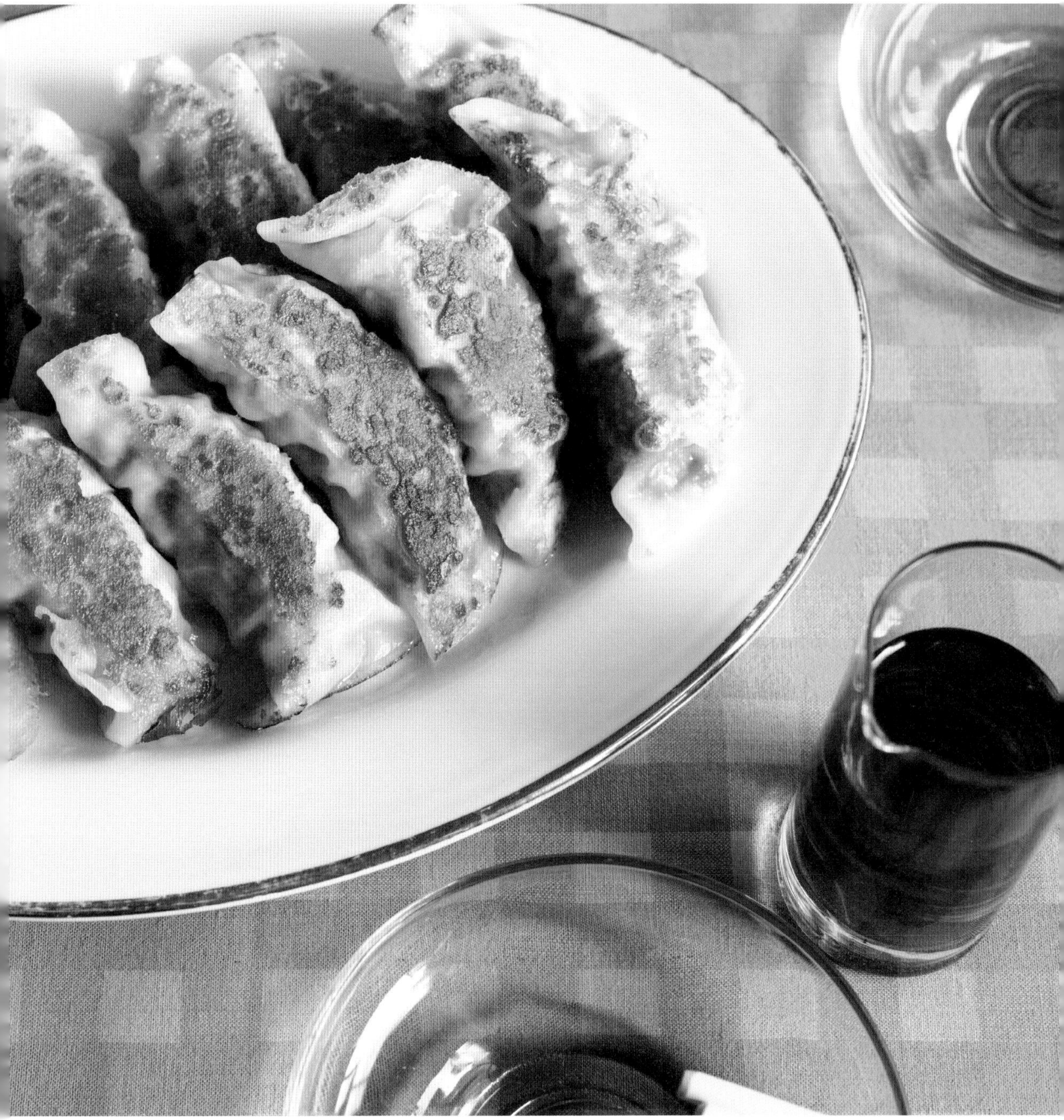

主菜　焼く

二つ折りギョーザ

冷凍ほうれん草を使えば、肉だね作りも簡単。
皮は半分に折っておさえ、あとは焼くだけ！

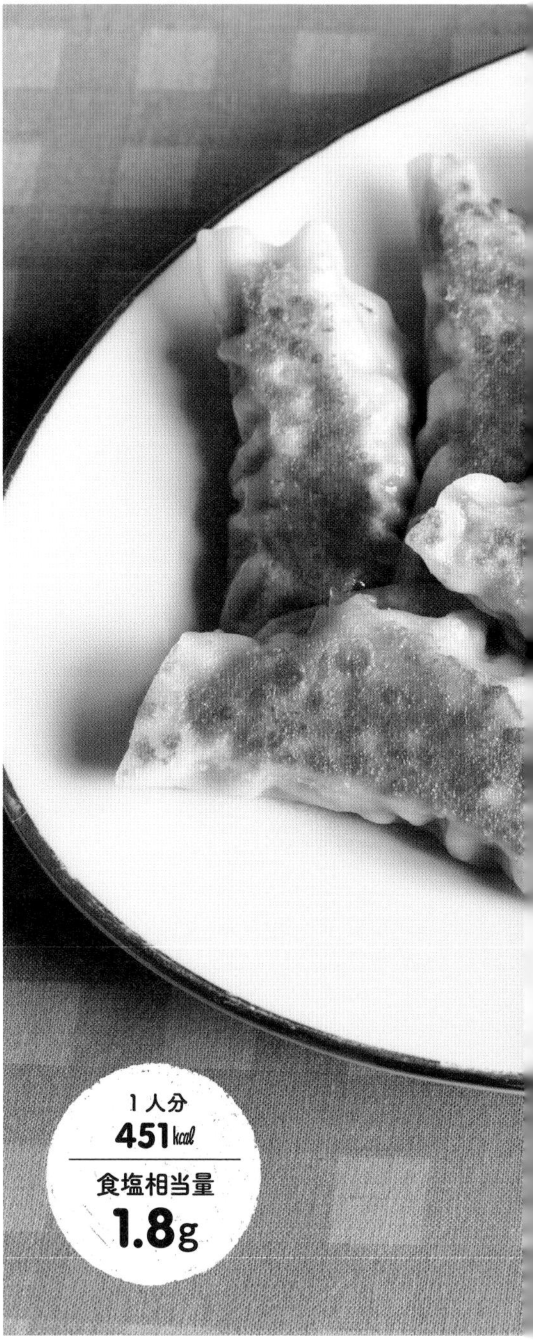
1人分
451kcal
食塩相当量
1.8g

・写真は２人分

材料／２人分

	豚ひき肉	150g
	冷凍ほうれん草	150g
a	にんにくオイル（12ページ）	大さじ２
a	しょうゆ・酒	各大さじ1/2
a	かたくり粉	大さじ２と1/2
	ギョーザの皮	12枚
	サラダ油	大さじ１
酢じょうゆ	酢・しょうゆ	各小さじ２
酢じょうゆ	辣《らー》油《ゆ》	少量

作り方

1 ほうれん草は自然解凍し、ざくざくと切る。ボールにひき肉とほうれん草を入れ、**a**を加えて粘りが出るまで混ぜ合わせる。

2 ギョーザの皮の中央に**1**を1/12量ずつのせて、皮のふちに水を塗り、二つ折りにして包む。

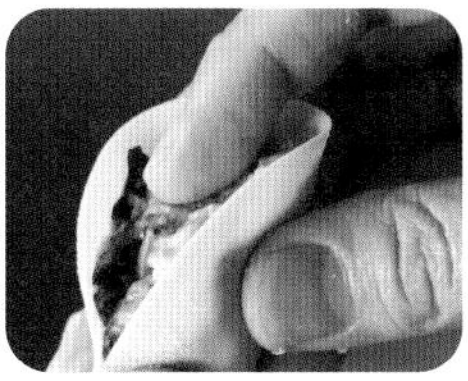

3 フライパンにサラダ油を引き、**2**を円形に並べる。中火にかけて２分ほど焼き、水１カップを加えてふたをし、５分ほど蒸し焼きにする。器に盛り、好みで酢じょうゆをつけて食べる。

減塩ポイント

薄切り肉なら、味がしみ込みやすい！

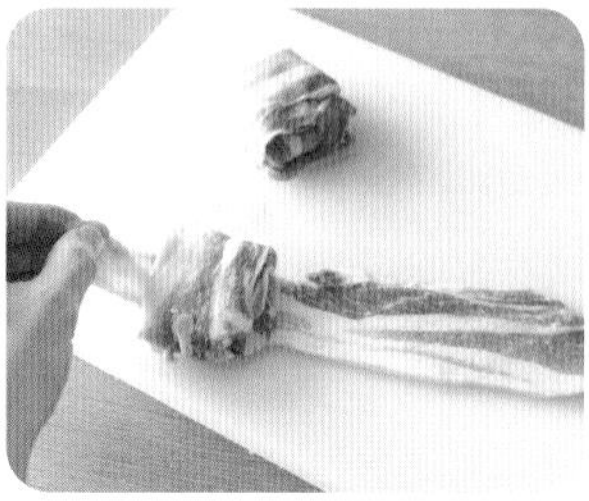

豚バラ肉のかたまりは使わずに、薄切り肉を使うと味がしみ込みやすくなります。薄切り肉2枚を1組として、1枚を折りたたみ、もう1枚を巻きつければOKです。

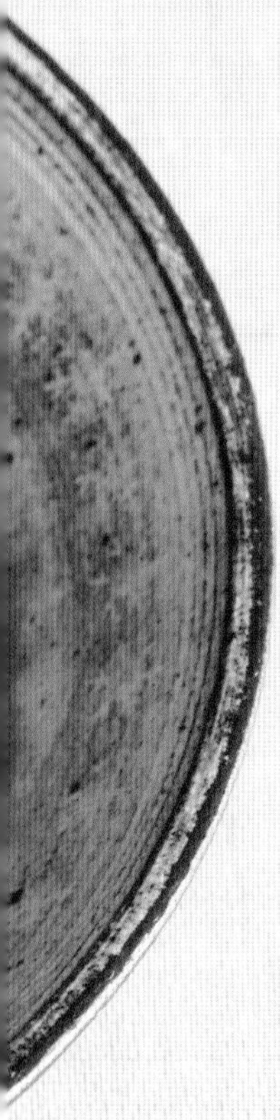

主菜

煮る

重ね豚バラの角煮

**薄切り肉を折りたたんで、かたまり状に！
塩分も脂の量も減らせるテクニックです。**

材料／2人分

豚バラ薄切り肉		8枚（300g）
塩		1g
かたくり粉		小さじ1
a	にんにく（縦半分に切ってつぶす）	1かけ
a	酢・砂糖	各大さじ1と1/2
a	しょうゆ・みりん	各大さじ1
a	水	2カップ
ゆで卵		2個

作り方

1 豚肉は塩で下味をつける。 2枚1組として、1枚を2cm幅にくるくると折りたたみ、もう1枚に縦にのせ、くるくると巻きつける。同様にあと3つ作り、かたくり粉をまぶす。

2 フライパンに**1**と**a**を入れ、中火にかけて10分煮る。肉を裏返してさらに10分、汁けが約1/4くらいになるまで煮る。卵を加えて軽く煮る。

3 火を消し、さまして味をなじませる。食べるときに再び温めて肉を器に盛り、卵を縦半分に切って添える。

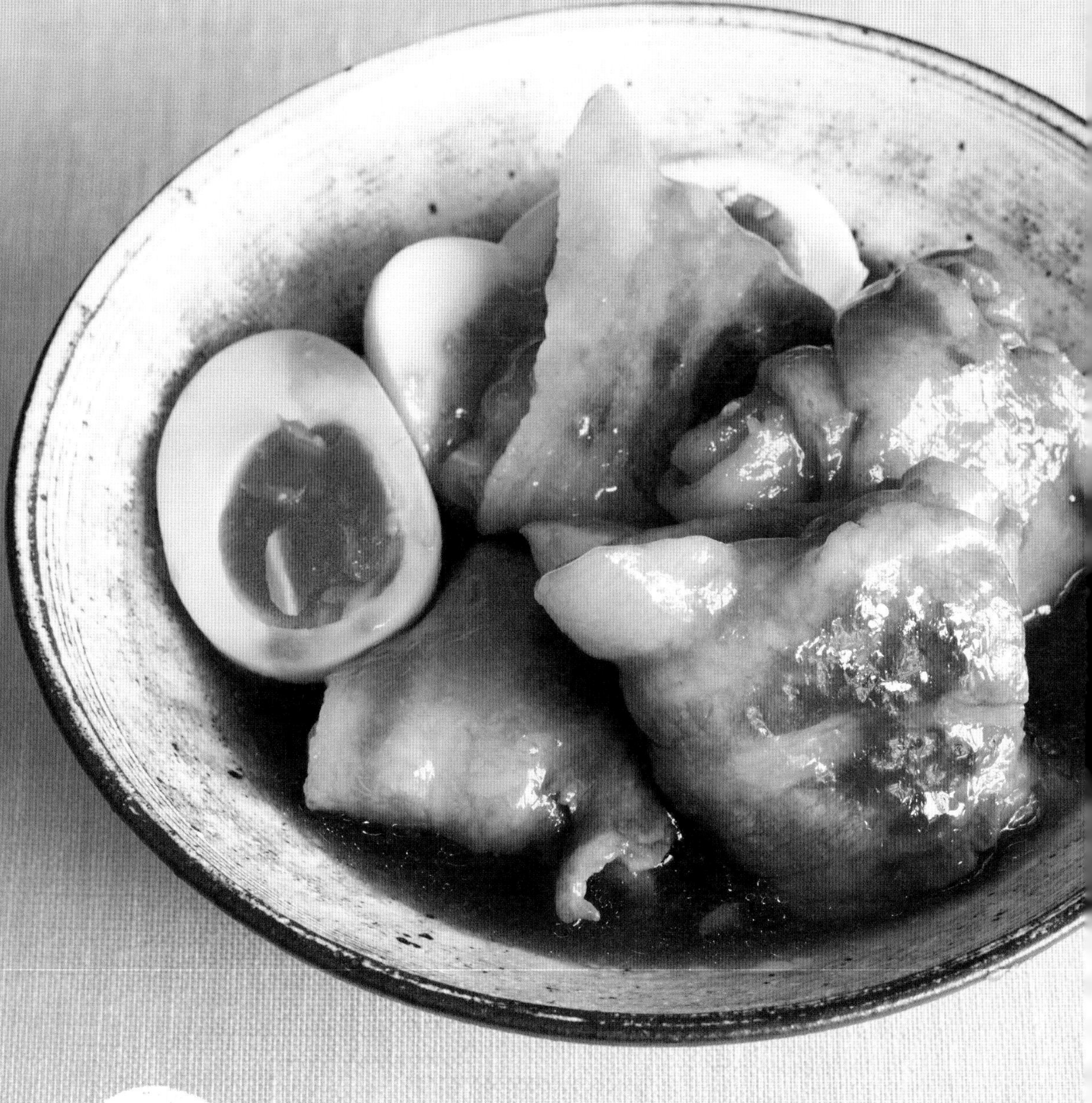

1人分
678kcal

食塩相当量
1.8g

（煮汁を約大さじ2残して）

・写真は2人分

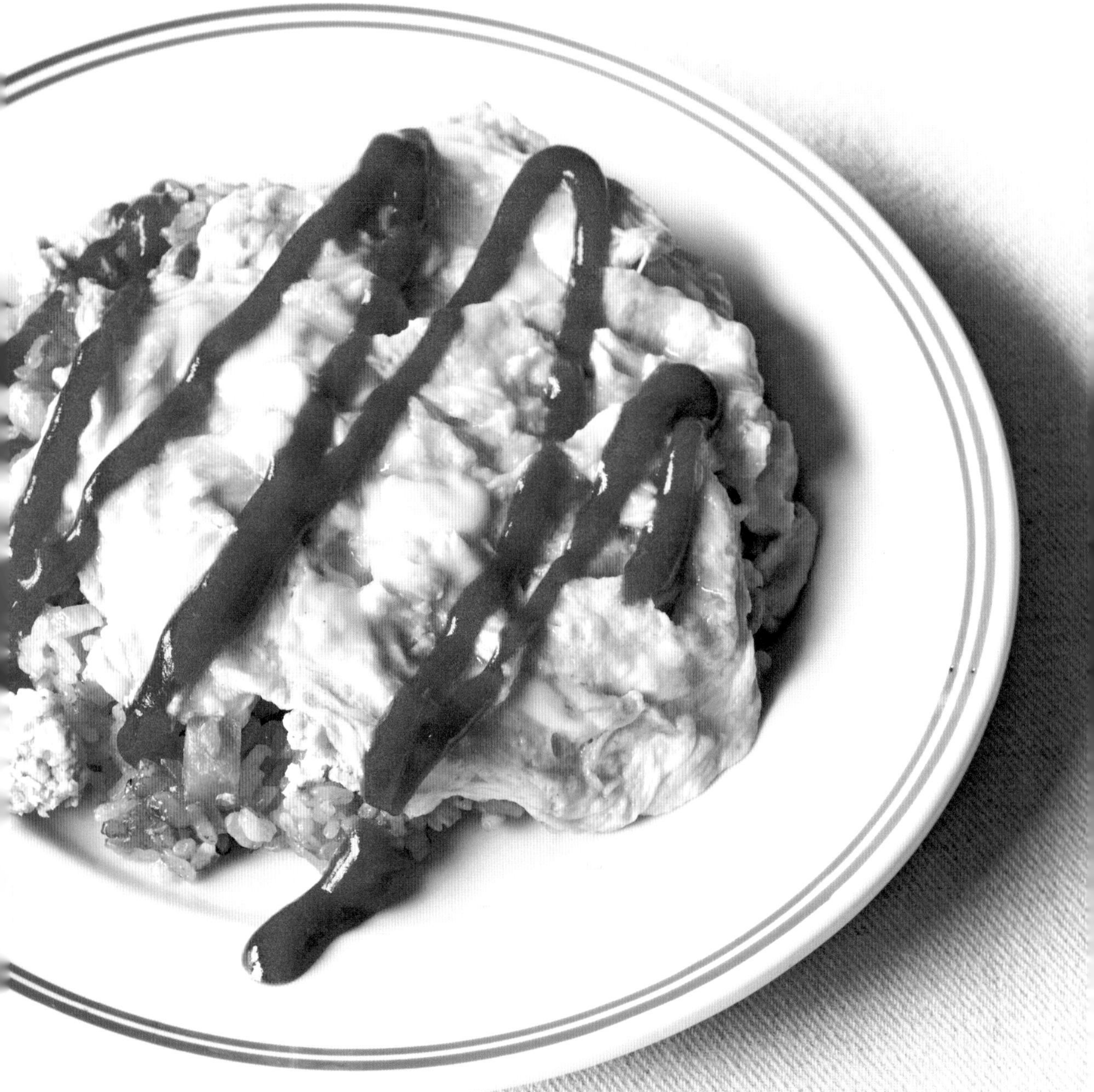

1人分
656kcal

食塩相当量
1.5g

主菜
&
主食

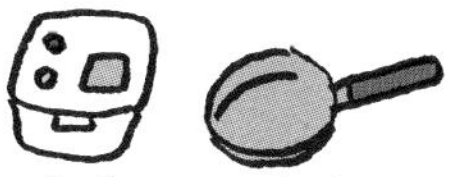

炊く　いためる

オムライス

“ふわっ”、“とろっ”とした食感に仕上げて、卵の濃厚さを味わって！

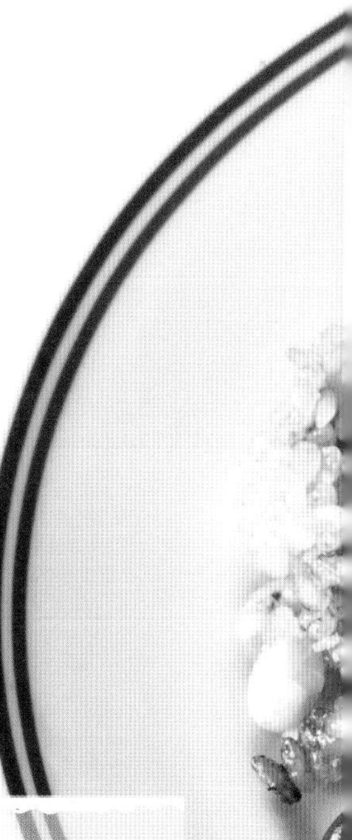

材料／2人分

	米	1合
	玉ねぎのみじん切り	1/4個分（50g）
	ミックスベジタブル	50g
	鶏胸ひき肉	100g
a	トマトケチャップ	大さじ2
a	水	3/4カップ
a	バター（食塩不使用）	10g
	こしょう	少量
	卵	3個
	牛乳	大さじ1
	こしょう	少量
b	バター（食塩不使用）	20g
b	サラダ油	大さじ1
	トマトケチャップ	大さじ2

作り方

1 米は洗い、ざるにあげて水けをきる。炊飯器の内釜に入れ、**a**を加えて混ぜる。玉ねぎ、ミックスベジタブル、ひき肉を米の上にのせて普通に炊く。炊き上がったらこしょうをふり、さっくりと混ぜて1人分ずつ器に盛る。

2 ボールに卵を割り入れてときほぐし、牛乳、こしょうを加えて混ぜる。

3 小さめのフライパンに**b**の半量を入れて中火にかけ、バターがとけたら**2**の半量を流し入れる。木べらで混ぜて半熟状になったら、**1**のごはんにのせる。同様にもう1人分作る。ケチャップを半量ずつかける。

減塩ポイント

卵は半熟状に！

ごはんは具と調味料を入れて炊き込んで、味をまんべんなく行きわたらせます。卵は半熟状に加熱すると、黄身の濃厚さがより強く感じられます。食塩不使用のバターで風味をつけるのもポイント。

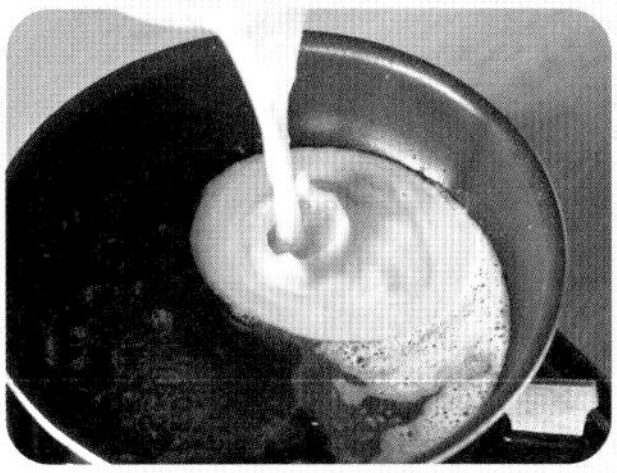

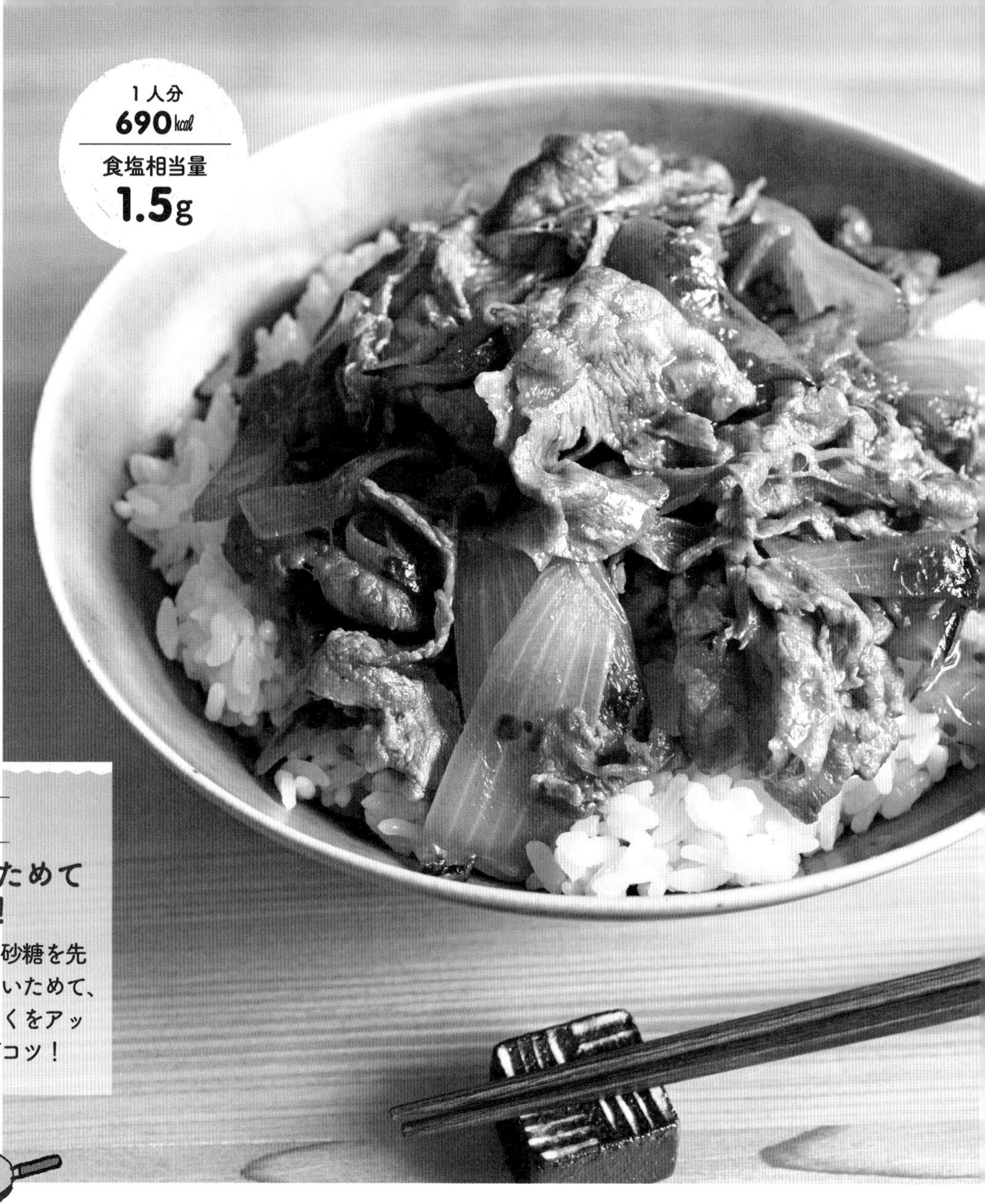

1人分
690kcal
食塩相当量
1.5g

減塩ポイント

砂糖をいためて香ばしく！

甘辛い煮汁は砂糖を先に具に加えていためて、香ばしさとこくをアップさせるのがコツ！

主菜
&
主食

いため煮

いため煮牛丼

人気の高い牛丼も、自分で作れば減塩可能です。でも“つゆだく”はNG。汁はかけずに召し上がれ！

材料／2人分

- 牛切り落とし肉……200g
- 玉ねぎ……1個（200g）
- サラダ油……大さじ1
- 砂糖……大さじ1
- a
  - だし……1カップ
  - しょうゆ……大さじ1
  - 酒……大さじ2
- ごはん……2杯分（360g）

作り方

1. 牛肉は大きいものは食べやすく切る。玉ねぎはくし形に切ってから、長さを半分に切る。
2. フライパンに油と玉ねぎを入れ、中火にかけて5分ほどいためる。砂糖を加えて1分ほどいため、香ばしい香りが立ったらaを加える。ひと煮立ちしたら牛肉を加え、5分ほど煮る。
3. どんぶりにごはんを盛り、2の汁けをきってのせる。

主菜
&
主食

いためる　ゆでる

ジャージャー風そうめん

**しょうがの風味がさわやかな肉みそだれを
そうめんにからめていただきます。**

材料／2人分

減塩肉みそ
- 豚ひき肉……200g
- しょうがオイル（12ページ）……大さじ1
- a
  - みそ・砂糖……各大さじ1
  - 酢……小さじ1

そうめん……2束（乾100g）
きゅうり……1本（100g）
トマト……1個（100g）

1人分
473kcal

食塩相当量
1.7g

作り方

1. 肉みそを作る。フライパンに豚ひき肉、しょうがオイルを入れて中火にかけ、3分ほどいためる。**a**を順に加えてさらに30秒ほどいためる。
2. きゅうりは斜め薄切りにしてから細切りにする。トマトはくし形に切る。
3. 熱湯でそうめんを袋の表示どおりにゆでて、ざるにあげる。冷水にとってよくもみ洗いし、しっかりと水けをきる。ボールに入れて**1**の肉みそであえ、器に盛り、**2**を添える。

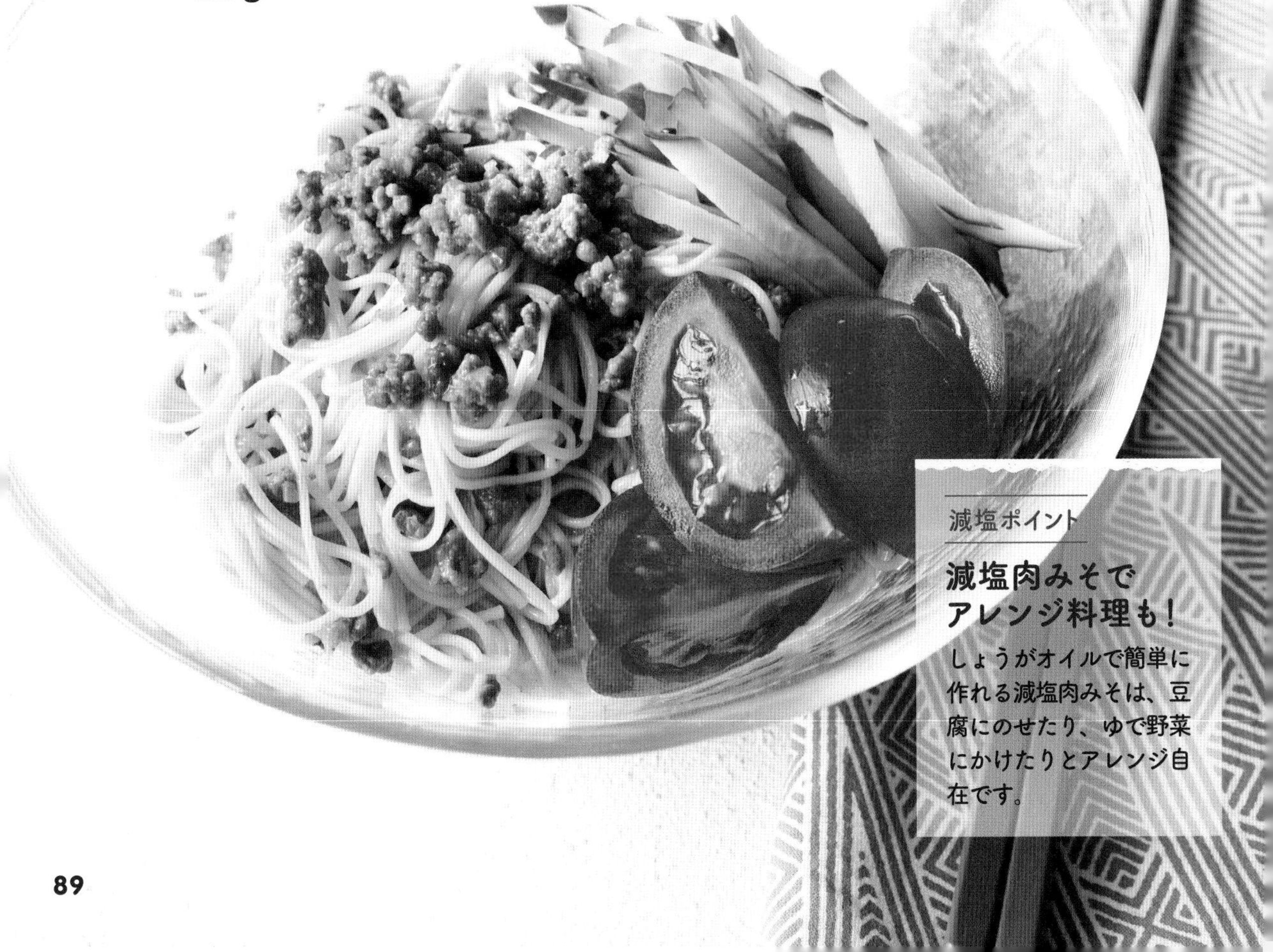

減塩ポイント

**減塩肉みそで
アレンジ料理も！**

しょうがオイルで簡単に作れる減塩肉みそは、豆腐にのせたり、ゆで野菜にかけたりとアレンジ自在です。

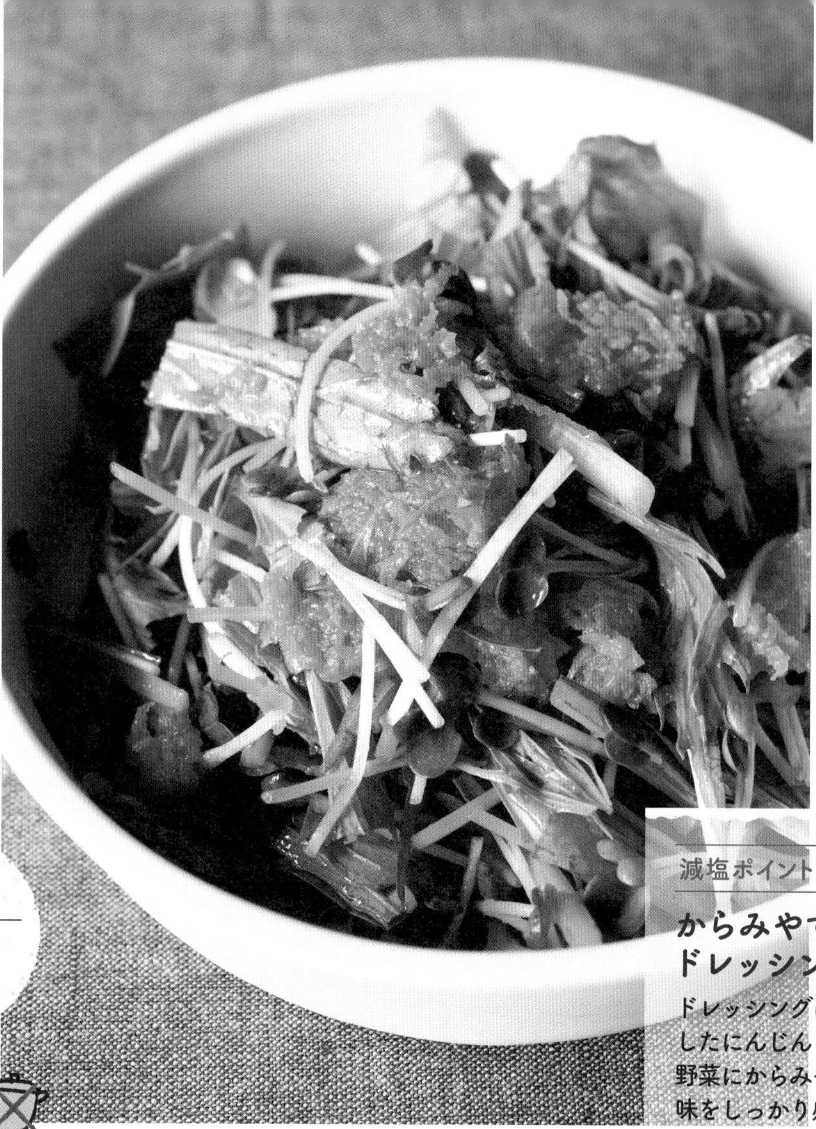

1人分
55kcal
食塩相当量
0.8g

副菜

加熱なし

水菜のサラダ にんじんドレッシング

市販のドレッシングににんじんの甘味をプラス。
どんな野菜とも好相性のドレッシングです。

減塩ポイント

からみやすいドレッシングに

ドレッシングにすりおろしたにんじんを混ぜると、野菜にからみやすくなり、味をしっかり感じることができます。

材料／2人分

- 水菜……1株（50g）
- 貝割れ菜……1パック（40g）
- ［にんじん……1/3本（50g）
- フレンチドレッシング……大さじ1と1/2］

作り方

1. 水菜は根元を切り除き、食べやすい長さに切る。貝割れ菜は根元を切り除き、長さを2等分に切る。ともに水にさっとさらし、パリッとなったら水けをよくきる。
2. にんじんはすりおろし、フレンチドレッシングと混ぜ合わせる。器に**1**を盛り、かける。

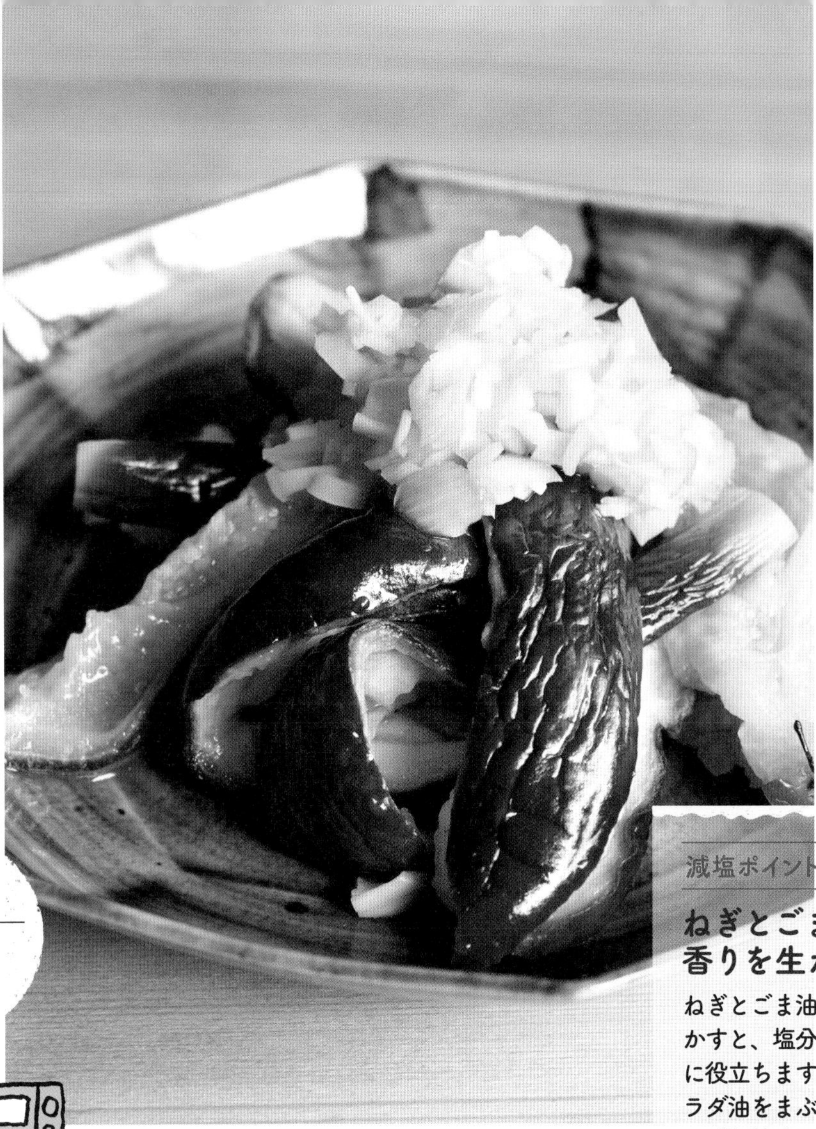

1人分
79kcal
食塩相当量
0.5g

減塩ポイント

ねぎとごま油の香りを生かす

ねぎとごま油の香りを生かすと、塩分を控えるのに役立ちます。なすはサラダ油をまぶしてからレンジ加熱するととろりとした食感になり、味のなじみもよくなります。

副菜　レンジ加熱

レンジなすのねぎみそだれ

ねぎの辛みを生かした中国風のみそだれがとろりとしたなすとよく合います。

材料／2人分

なす……3本(240g)
サラダ油……小さじ1
ねぎのみじん切り……1/2本分(50g)
a
- ごま油……大さじ1/2
- 酢……小さじ1
- 砂糖……小さじ1/2
- 塩……1g

作り方

1. なすはへたを除き、皮にサラダ油を垂らして手でまんべんなく塗る。ラップで1本ずつ包む。電子レンジ（600W）に入れ、2分加熱する。上下を返して、さらに2分加熱する。
2. 中まで熱が通ったらラップをはずし、水を張ったボールにつける。なすがさめたら、手で縦6〜8つに裂いて器に盛る。
3. ねぎと**a**を混ぜ合わせ、**2**にかける。

副菜　包丁いらず　レンジ加熱

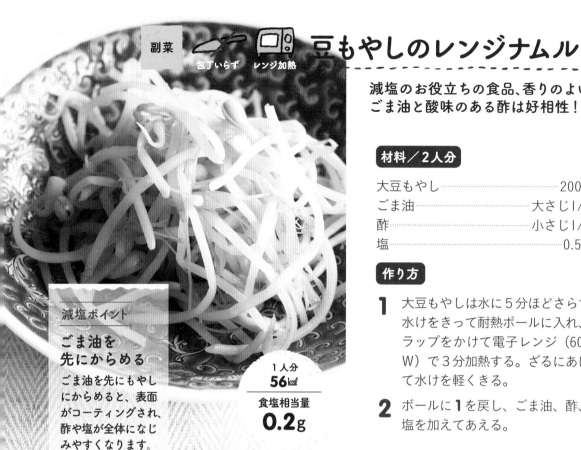

豆もやしのレンジナムル

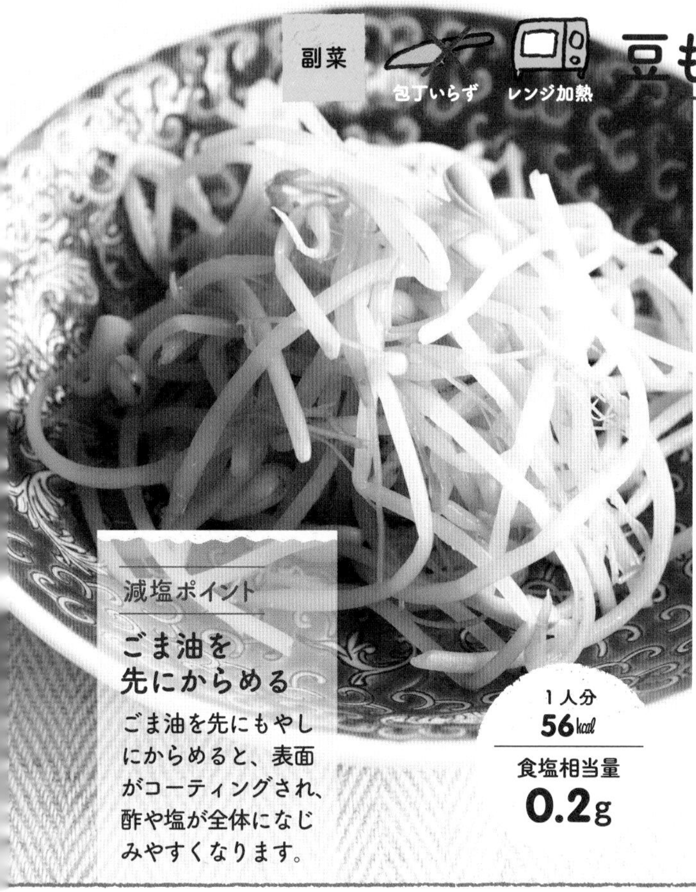

減塩のお役立ちの食品、香りのよいごま油と酸味のある酢は好相性！

材料／2人分

大豆もやし……200g
ごま油……大さじ1/2
酢……小さじ1/2
塩……0.5g

作り方

1 大豆もやしは水に５分ほどさらす。水けをきって耐熱ボールに入れ、ラップをかけて電子レンジ（600W）で３分加熱する。ざるにあげて水けを軽くきる。

2 ボールに**1**を戻し、ごま油、酢、塩を加えてあえる。

減塩ポイント

ごま油を先にからめる

ごま油を先にもやしにからめると、表面がコーティングされ、酢や塩が全体になじみやすくなります。

1人分
56kcal
食塩相当量
0.2g

副菜　包丁いらず　加熱なし

揚げなすのわさびポン酢

ポン酢しょうゆ＋練りわさびは野菜の味つけに便利な組み合わせ。

材料／2人分

冷凍揚げなす
（自然解凍ＯＫのもの）……160g
ポン酢しょうゆ（市販品）…大さじ1
練りわさび……2cm分（1g）

作り方

揚げなすは自然解凍し、器に盛る。ポン酢しょうゆをかけて、わさびを添える。

1人分
57kcal
食塩相当量
0.8g

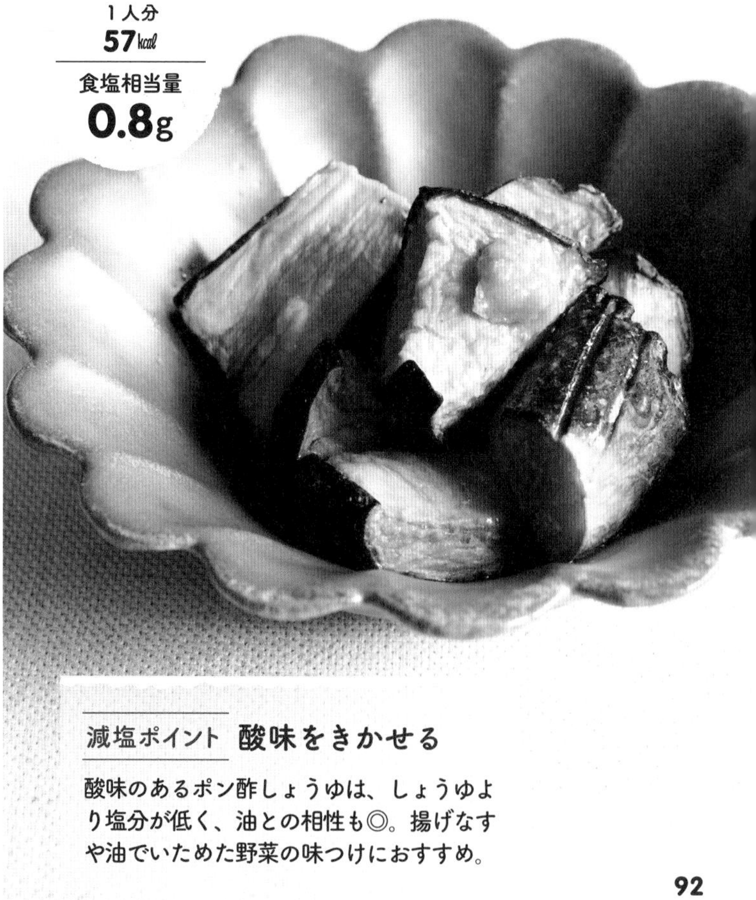

減塩ポイント　**酸味をきかせる**

酸味のあるポン酢しょうゆは、しょうゆより塩分が低く、油との相性も◎。揚げなすや油でいためた野菜の味つけにおすすめ。

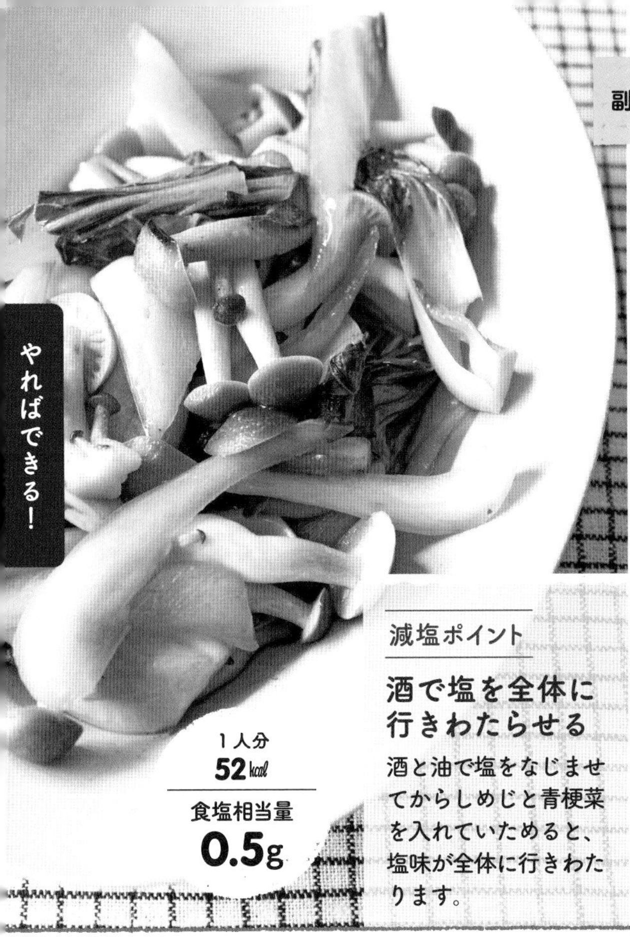

減塩ポイント

酒で塩を全体に行きわたらせる

酒と油で塩をなじませてからしめじと青梗菜を入れていためると、塩味が全体に行きわたります。

1人分
52kcal
食塩相当量
0.5g

副菜　いためる

しめじと青梗菜のくたくたいため

**ごま油の香りで食欲増進。
さめてもおいしいからお弁当にも！**

材料／2人分

しめじ類……100g
青《ちん》梗《げん》菜《さい》……1株（100g）
a 酒……大さじ1と1/2
a ごま油……小さじ2
a 塩……1g

作り方

1 しめじは石づきを除いてほぐす。青梗菜は葉は食べやすい長さに切り、茎は斜め細切りにしてさっと水洗いする。

2 フライパンに**a**を入れて中火にかけ、煮立ったら**1**を加え、2分ほどいためる。

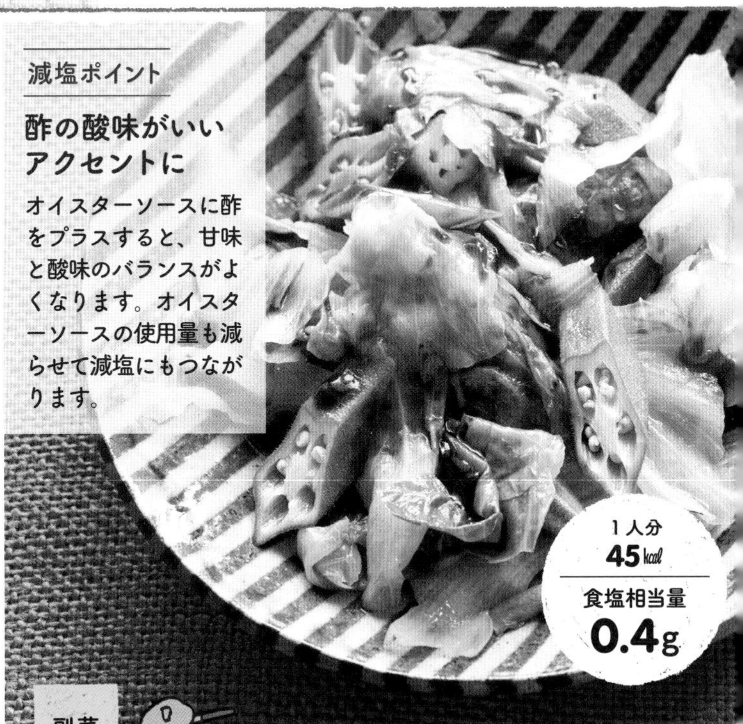

減塩ポイント

酢の酸味がいいアクセントに

オイスターソースに酢をプラスすると、甘味と酸味のバランスがよくなります。オイスターソースの使用量も減らせて減塩にもつながります。

1人分
45kcal
食塩相当量
0.4g

副菜　蒸し焼き

レタスとオクラの蒸し焼き

味がうすまらないように野菜の水けをしっかりきって。

材料／2人分

レタス……1/2個（150g）
オクラ……5本（50g）
ごま油……大さじ1/2
a オイスターソース……小さじ1
a 酢……小さじ1/2

作り方

1 レタスは手で小さめにちぎる。オクラはへたの部分を切り落とし、斜め切りにする。ともにさっと水洗いし、軽く水けをきる。

2 フライパンに**1**とごま油を入れてざっと混ぜる。ふたをして強火にかけ、2分ほど蒸し焼きにする（途中で2〜3回上下を返す）。ざるにあげて水けをきる。器に盛り、**a**を混ぜてかける。

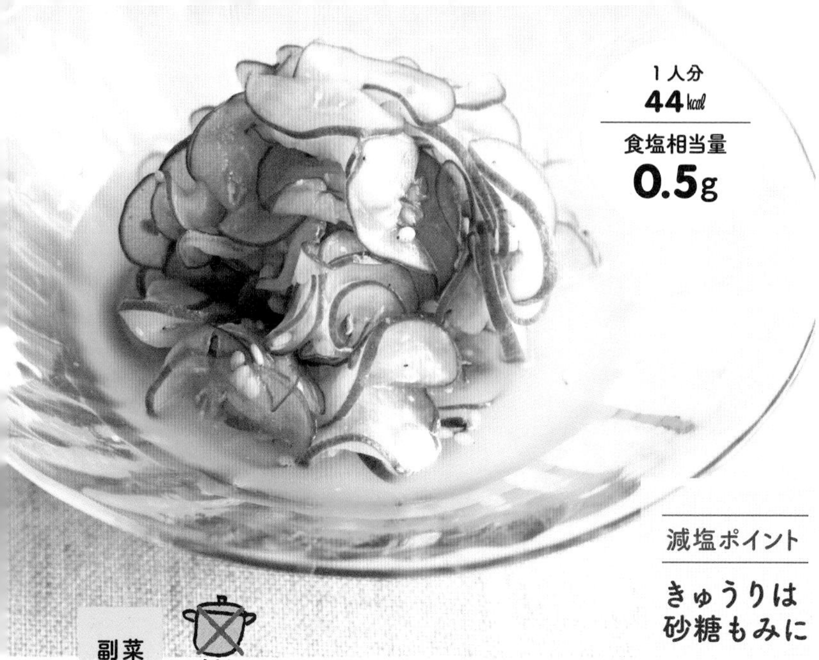

1人分
44kcal
食塩相当量
0.5g

副菜
加熱なし

きゅうりのわさび酢あえ

だしのうま味に酢で酸味を足して、わさびの香りでアクセントをつけます。

減塩ポイント

きゅうりは砂糖もみに

きゅうりは塩もみではなく、砂糖もみにして水分を引き出してから、味を入れるのがポイント。

材料／2人分

- きゅうり……2本（200g）
- 砂糖……大さじ1
- a
  - だし……大さじ2
  - 酢……大さじ1
  - 塩……1g
- いり白ごま……大さじ1/2
- 練りわさび……2cm分（1g）

作り方

1. きゅうりはスライサーなどで薄切りにし、砂糖をまぶして軽くもみ、5分ほどおいて水けをよく絞る。
2. ボールにaを入れてよく混ぜ、1、ごま、わさびを加えてあえる。

副菜
レンジ加熱

にらとえのきのごまあえ

香りの強いにらと、香ばしいすりごまが、えのきとよく合う！

減塩ポイント

すりごまのこくを生かす

すりごまは香りとこくをプラスできます。野菜にからみやすいので、減塩の強い味方になります。

材料／2人分

- にら……1/2束（50g）
- えのきたけ……100g
- a
  - すり白ごま……大さじ1
  - ポン酢しょうゆ（市販品）……大さじ1/2

作り方

1. にらは食べやすい長さに切る。えのきは石づきを除き、長さを3等分に切ってほぐす。
2. 耐熱皿に1を広げ、ラップをふんわりとかける。電子レンジ（600W）で2分加熱する。aを加えて、さっと混ぜ合わせる。

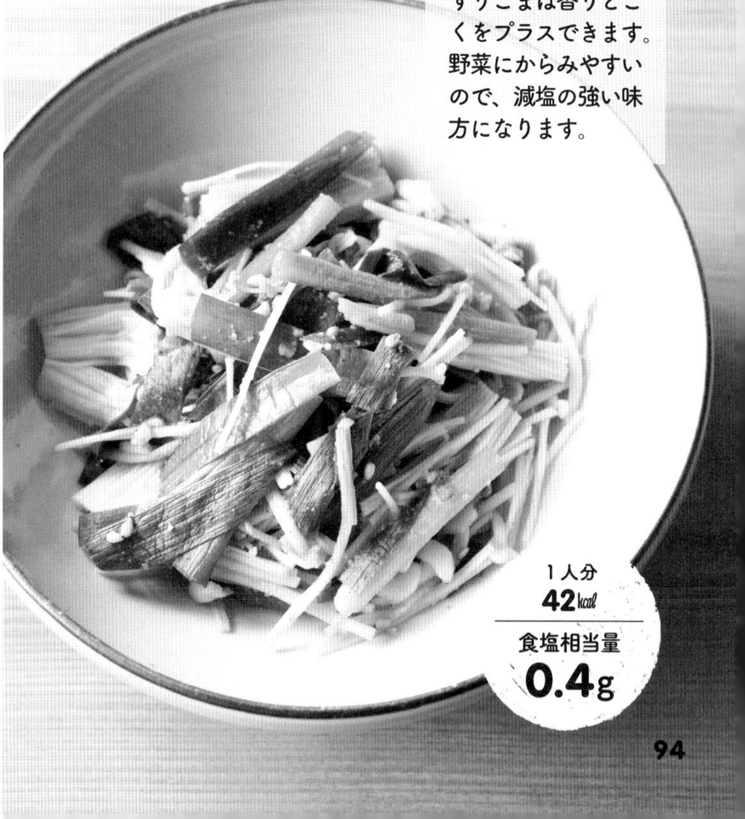

1人分
42kcal
食塩相当量
0.4g

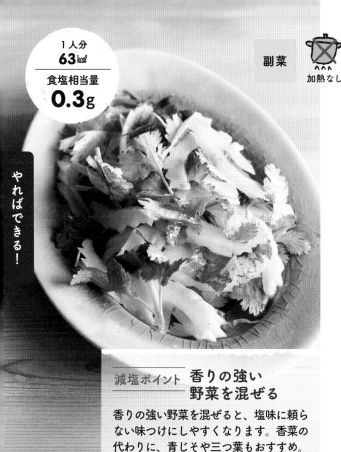

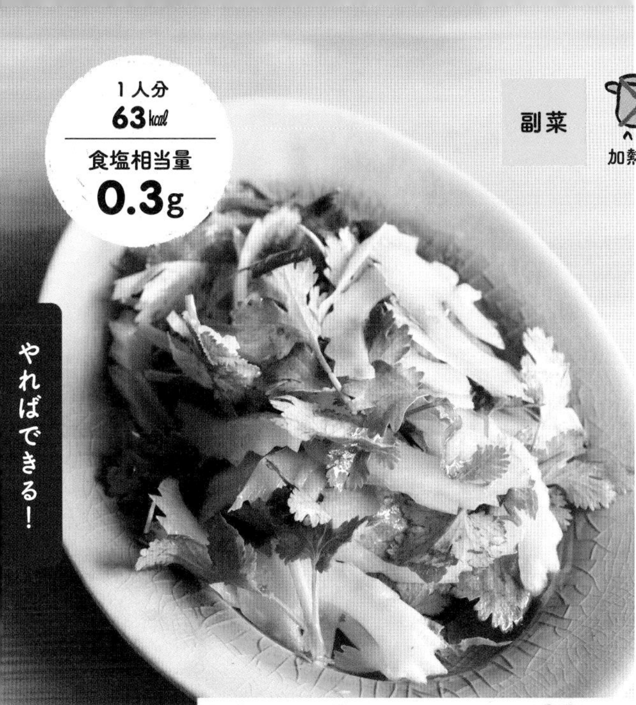

1人分
63kcal
食塩相当量
0.3g

副菜　加熱なし

香菜とセロリのサラダ

**シャキシャキの歯ざわりが楽しい
2種類の香味野菜を使った
香り高いサラダです。**

材料／2人分

香菜《しゃんつぁい》……2株(25g)
セロリ……1本(100g)
a
- ごま油……大さじ1
- 酢……小さじ1
- 塩……0.5g

作り方

1. 香菜の葉は食べやすい長さに切り、茎はみじん切りにする。セロリの葉は食べやすい幅に切り、茎は斜め薄切りにする。
2. ボールにaを入れてよく混ぜる。1を加え、さっと混ぜ合わせる。

減塩ポイント　**香りの強い野菜を混ぜる**

香りの強い野菜を混ぜると、塩味に頼らない味つけにしやすくなります。香菜の代わりに、青じそや三つ葉もおすすめ。

副菜　加熱なし

にんじんのピーナッツあえ

**ピーナッツのこくと、
カリカリとした食感が
味わいになり、
減塩しやすくなります。**

材料／2人分

にんじん……1本(200g)
ピーナッツ(食塩不使用)……20g
a
- ごま油……大さじ1
- 砂糖……大さじ1/2
- 酢……小さじ1
- 塩……1g

作り方

1. にんじんはピーラーで薄く削り、ピーナッツはあらく刻む。
2. ボールに1を入れ、aを加えて混ぜ合わせる。

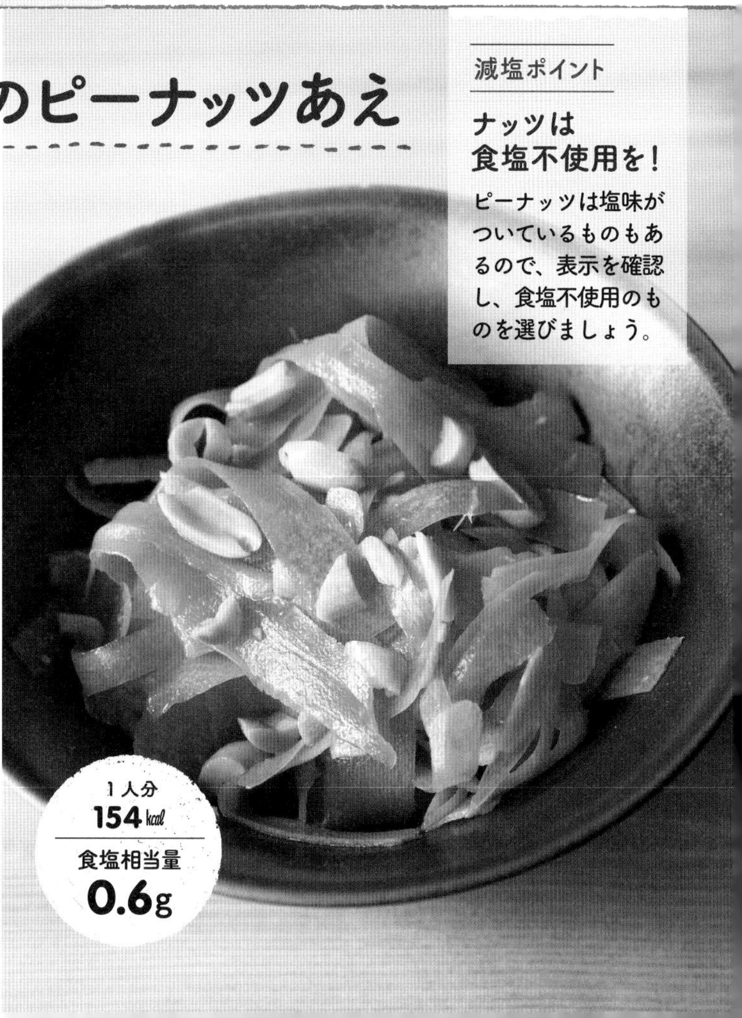

減塩ポイント

ナッツは食塩不使用を!

ピーナッツは塩味がついているものもあるので、表示を確認し、食塩不使用のものを選びましょう。

1人分
154kcal
食塩相当量
0.6g

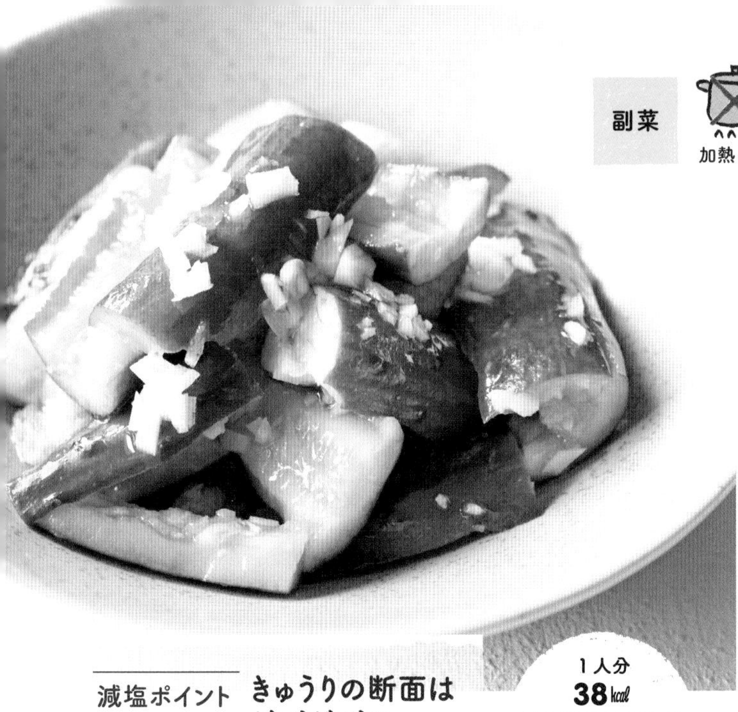

副菜 加熱なし

たたききゅうりのにんにくオイル

にんにくオイルがあれば手軽に減塩できて即1品完成します。

材料／2人分

きゅうり……2本(200g)

a
- にんにくオイル(12ページ)……大さじ1/2
- 塩……1g

作り方

1 きゅうりは木べらなどでつぶし、食べやすい長さに切る。

2 ボールに1を入れ、aを加えてあえる。

減塩ポイント きゅうりの断面はギザギザに

きゅうりは包丁で切らずに、木べらでつぶして断面をギザギザにすると、味がなじみやすくなります。

1人分 38kcal
食塩相当量 0.5g

副菜 いためる

パプリカのしょうがオイルいため

さっといためるだけで、すぐできます。にんにくオイルでもよく合います。

材料／2人分

赤・黄パプリカ……各1/2個(各100g)

しょうがオイル(12ページ)……大さじ1

a
- 酢……大さじ1
- 塩……1g

作り方

1 パプリカはへたと種をとり、食べやすい大きさに切る。

2 フライパンに1としょうがオイルを入れて中火にかけ、3分ほどいためる。aを加えてなじませる。

減塩ポイント

しょうがオイルでいためる

しょうがの香りが移ったオイルでいためると、風味よく仕上がります。仕上げに酢を加えると、味にめりはりがつきます。

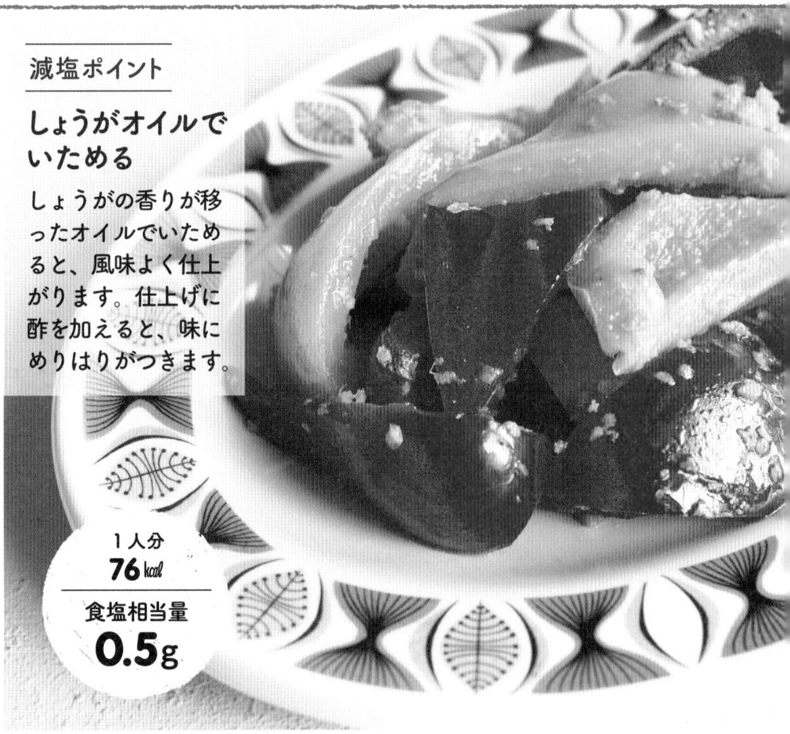

1人分 76kcal
食塩相当量 0.5g

やればできる!

副菜

焼く→煮る

焼きねぎのレモンマリネ

切り込みを入れたねぎに甘酢っぱいレモン液がよくしみます。

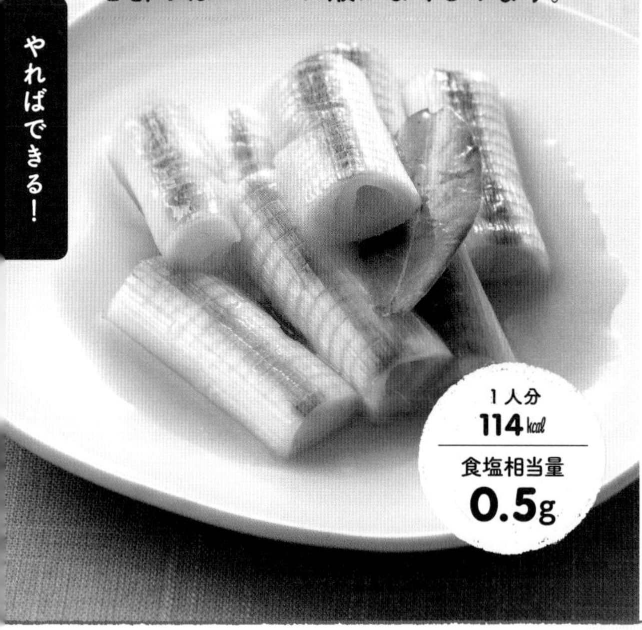

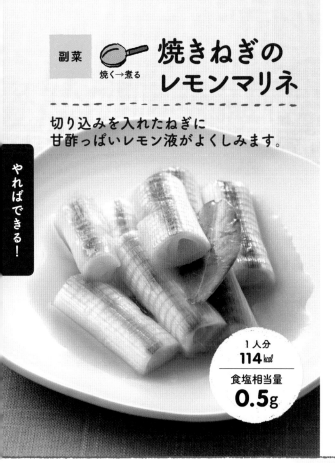

1人分
114kcal
食塩相当量
0.5g

材料／2人分

ねぎ……3本（300g）
オリーブ油……大さじ1
a
- レモン果汁……大さじ1
- 砂糖……小さじ1
- 塩……1g
- ロリエ（あれば）……1枚
- 水……1/2カップ

減塩ポイント

さまして味を入れる

ねぎを焼いて香ばしさをつけるのも、味をよくするポイントです。火を消してさます間に、味が入ります。

作り方

1 ねぎは横に5mm間隔で浅い切り込みを入れ、5cm長さに切る。aは混ぜ合わせる。

2 フライパンにオリーブ油を強火で熱し、ねぎを並べて両面に焼き目をつける。aを加え、中火で3分ほど煮る。火を消してそのままさまし、器に盛る。

・密閉容器に入れ、冷蔵庫で4～5日保存可能。

副菜

加熱なし

ミニトマトとアボカドの白あえ

1人分
188kcal
食塩相当量
0.9g

アボカドは冷凍品を使うと簡単！レモン風味の洋風な白あえです。

材料／2人分

絹ごし豆腐……90g
冷凍アボカド（自然解凍OKのもの）……140g
ミニトマト……6～9個（90g）
a
- すり白ごま……大さじ1
- 砂糖・レモン果汁……各小さじ1
- 塩……小さじ1/3

作り方

1 アボカドは自然解凍する。ミニトマトはへたを除き、半分に切る。

2 ボールに豆腐を入れてスプーンであらくつぶし、aを加えて混ぜ合わせる。1を加えてさっとあえ、器に盛る。

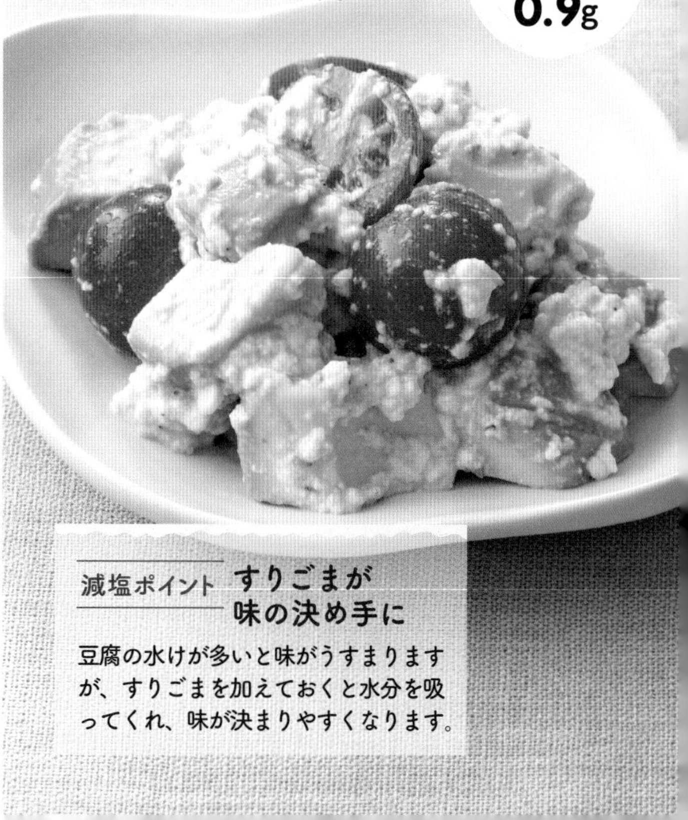

減塩ポイント **すりごまが味の決め手に**

豆腐の水けが多いと味がうすまりますが、すりごまを加えておくと水分を吸ってくれ、味が決まりやすくなります。

一日1食を目安にした汁物も、塩分1g以下なら安心です。

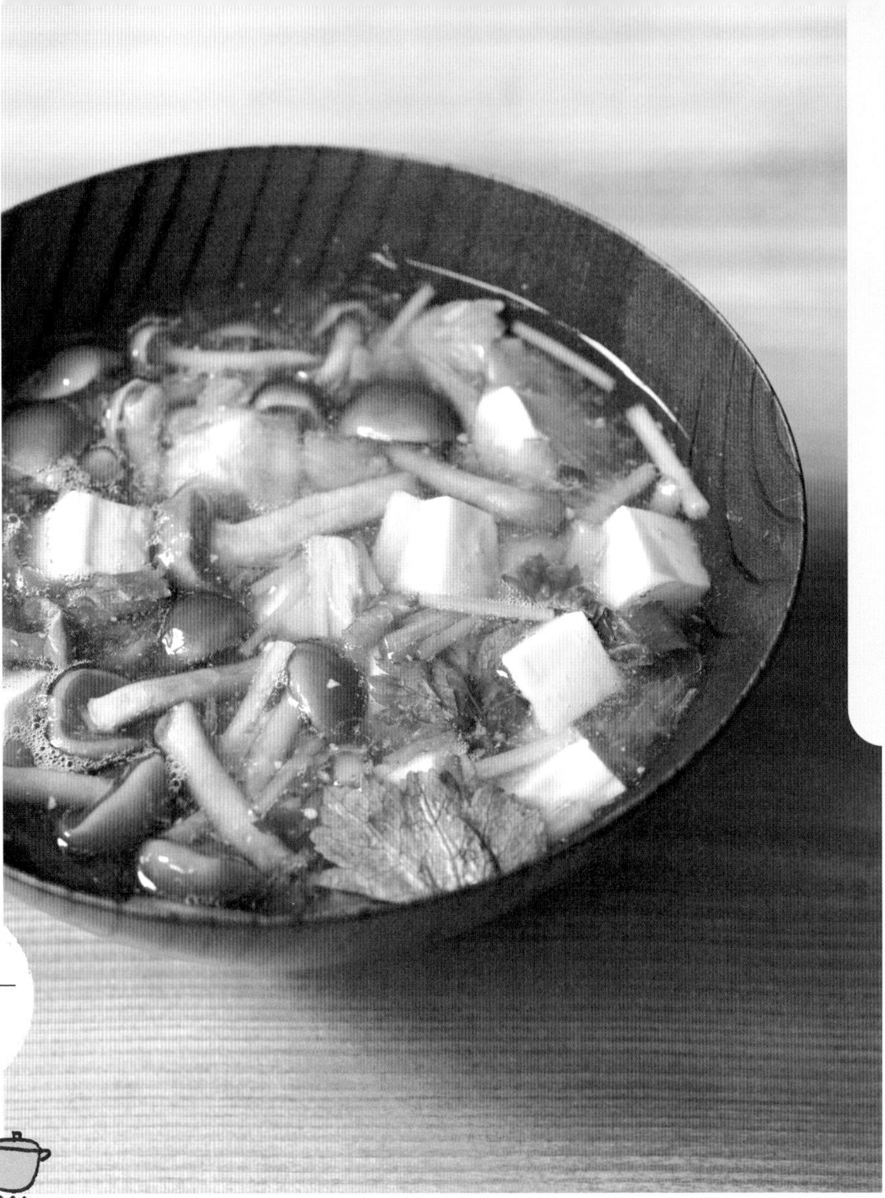

1人分
56kcal

食塩相当量
0.8g

汁物

煮る

なめこと豆腐のみそ汁

三つ葉と削りガツオで風味豊かなみそ汁に。なめこのとろみで味を濃く感じます。

材料／2人分

なめこ……100g
絹ごし豆腐……100g
三つ葉……1/3束
a
- 水……1と1/4カップ
- 酒……大さじ1
- 削りガツオ……3g

みそ……小さじ2

作り方

1 なめこはさっと洗う。豆腐は1cm角に切り、三つ葉は1cm長さに切る。

2 なべに**a**となめこ、豆腐を入れ、中火にかけて5分ほど煮る。みそをとき入れ、三つ葉を加えて火を消す。

減塩ポイント

だしの代わりに削りガツオを

みその量を控えたいので、うま味を出すために削りガツオを入れます。だしをとらなくてもよいので手軽です。

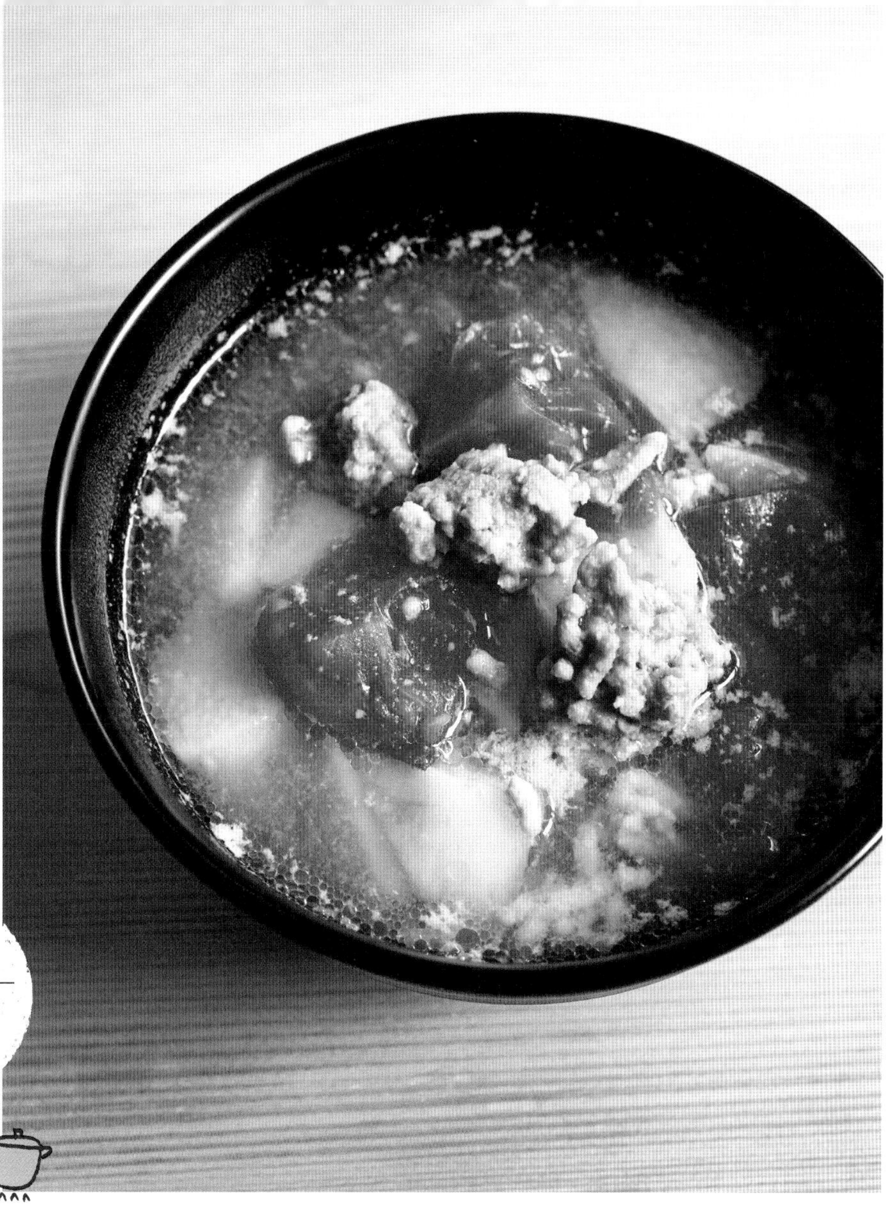

1人分
106kcal
食塩相当量
0.8g

汁物

煮る

トマトと長芋のみそ汁

**トマトとひき肉のうま味がポイント。
ひき肉はかたまりを残して食べごたえアップ。**

材料／2人分

トマト		1個（100g）
長芋		100g
豚ひき肉		50g
a	水	1と1/4カップ
	酒	大さじ1
みそ		小さじ2

作り方

1 トマトは小さめの乱切りに、長芋は皮をむいて小さめの乱切りにする。

2 なべに**1**とひき肉、**a**を入れ、中火にかけて5分ほど煮る。みそをとき入れ、火を消す。

減塩ポイント

豚肉とトマトでうま味満点に

豚肉とトマトのうま味で、だしいらず。長芋のとろみで舌に味が残りやすいので、みその量も最小限ですみます。

汁物 煮る

しめじとえのきのすまし汁

ゆずの皮を少し入れるだけで
風味よく仕上がります。

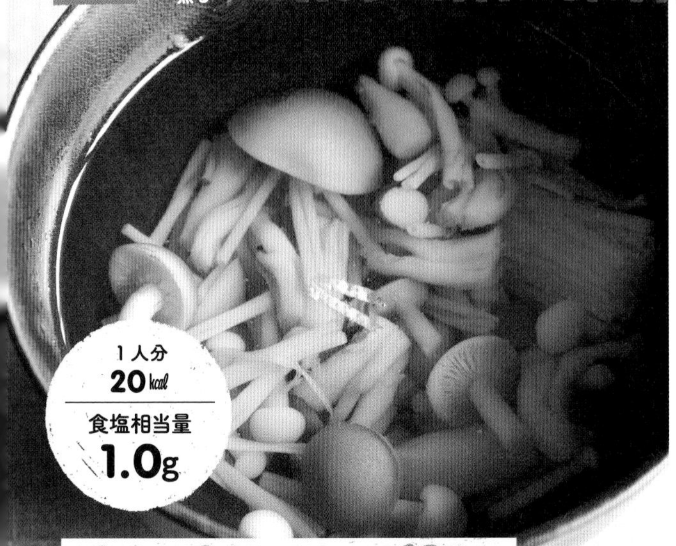

1人分
20kcal
食塩相当量
1.0g

材料／2人分

しめじ類……50g
えのきたけ……50g
だし……1と1/2カップ
塩……1g
しょうゆ……小さじ1
ゆずの皮（せん切り）※……少量

作り方

1 しめじとえのきは石づきを切り落とし、食べやすい長さに切る。えのきはほぐす。

2 なべにだしと**1**を入れて中火にかけ、5分ほど煮る。塩としょうゆで調味する。器に盛り、ゆずの皮を散らす。

※三つ葉、貝割れ菜でもよい。

減塩ポイント **ゆずの皮がなければ三つ葉に**

ゆずの皮のせん切りを入れると、さわやかな香りで塩味を控えやすくなります。代わりに、三つ葉や貝割れ菜もおすすめです。

汁物 煮る

ズッキーニとパプリカのかきたまスープ

ふわふわの卵の塩味が全体に広がり、
満足感の高いスープになります。

材料／2人分

ズッキーニ……1/2本（100g）
黄パプリカ……100g
とき卵……1個分
a 水……1と1/4カップ
a 酒……大さじ1
a 顆粒ブイヨン……小さじ1/2
あらびき黒こしょう……少量

作り方

1 ズッキーニは薄い半月切りにする。パプリカは3cm長さの薄切りにする。

2 なべに**1**と**a**を入れ、中火にかけて5分ほど煮る。野菜に火が通ったら、とき卵をまわし入れる。器に盛り、黒こしょうをふる。

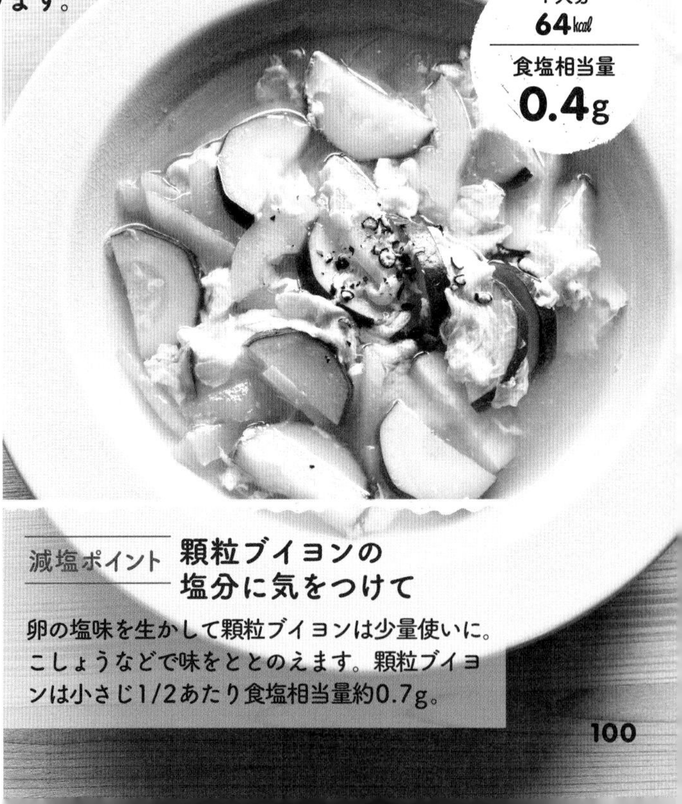

1人分
64kcal
食塩相当量
0.4g

減塩ポイント **顆粒ブイヨンの塩分に気をつけて**

卵の塩味を生かして顆粒ブイヨンは少量使いに。こしょうなどで味をととのえます。顆粒ブイヨンは小さじ1/2あたり食塩相当量約0.7g。

汁物

レンジ加熱

ミニトマトと豆苗の中国風スープ

レンジで作れる簡単スープ。豆苗のシャキシャキ感を味わって。

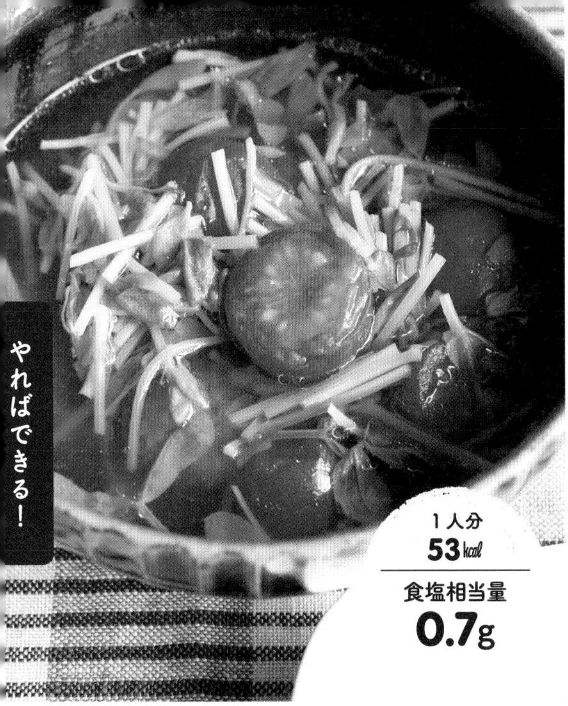

1人分
53kcal
食塩相当量
0.7g

材料／2人分

ミニトマト……10個(100g)
豆苗……1/2パック(50g)
a
水……1と1/4カップ
ごま油……大さじ1/2
顆粒鶏がらだし……小さじ1
酒……小さじ1
こしょう……少量

作り方

1 ミニトマトはへたを除いて半分に切る。豆苗は根元を切り除いて1.5cm長さに切る。

2 耐熱ボールに**1**と**a**を入れて、ふんわりとラップをかけて電子レンジ(600W)で5分加熱する。

減塩ポイント

トマトのうま味を生かす

トマトはうま味成分のグルタミン酸を含むので、スープのもとは少なくてすみます。顆粒鶏がらだしは小さじ1あたり食塩相当量1.4g。

汁物

煮る

つぶしかぼちゃの豆乳スープ

冷凍かぼちゃを使うことでお手軽に。かぼちゃの甘味と豆乳のまろやかなスープです。

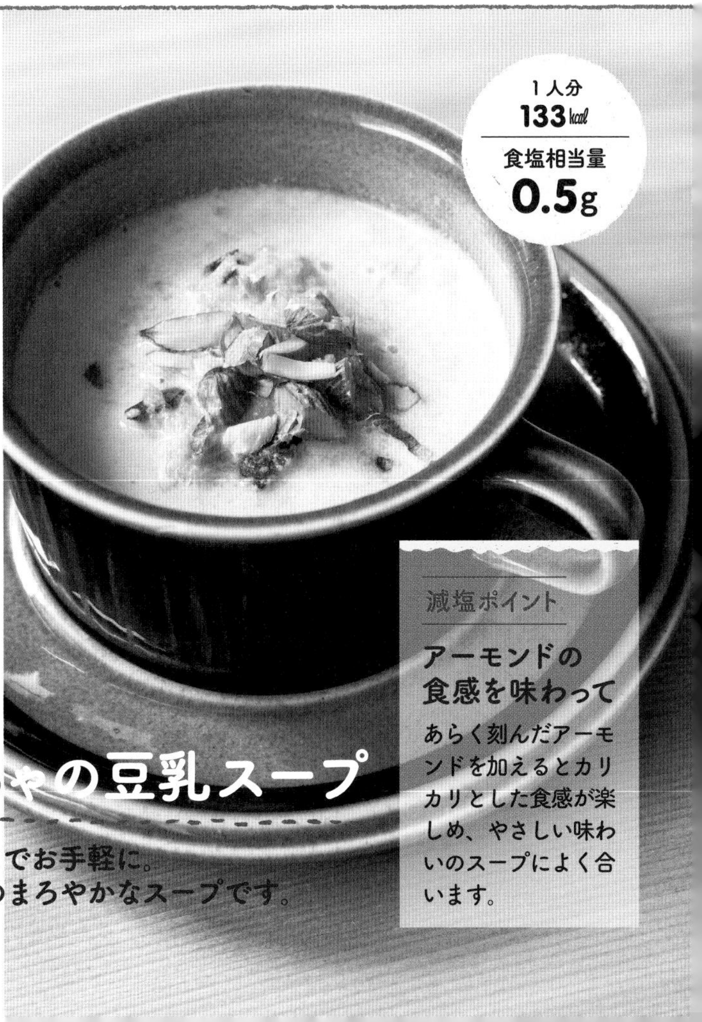

1人分
133kcal
食塩相当量
0.5g

材料／2人分

冷凍かぼちゃ……100g
a
水……1カップ
酒……大さじ1
顆粒ブイヨン……小さじ1/2
調製豆乳……1カップ
アーモンド(食塩不使用、あらく刻む)……少量

作り方

1 なべにかぼちゃと**a**を入れ、中火にかけて水けがなくなるくらいまで5分ほど煮る。かぼちゃをフォークなどでつぶす。

2 豆乳を加えてひと煮立ちさせる。器に盛り、アーモンドを散らす。

減塩ポイント

アーモンドの食感を味わって

あらく刻んだアーモンドを加えるとカリカリとした食感が楽しめ、やさしい味わいのスープによく合います。

おつまみおかず

ごはんにもお酒にも合う、
さっと作れるおかずを紹介します。

副菜 長芋のバター磯辺焼き

焼く

長芋の香ばしい香りと
バターと焼きのりの風味がよく合います。

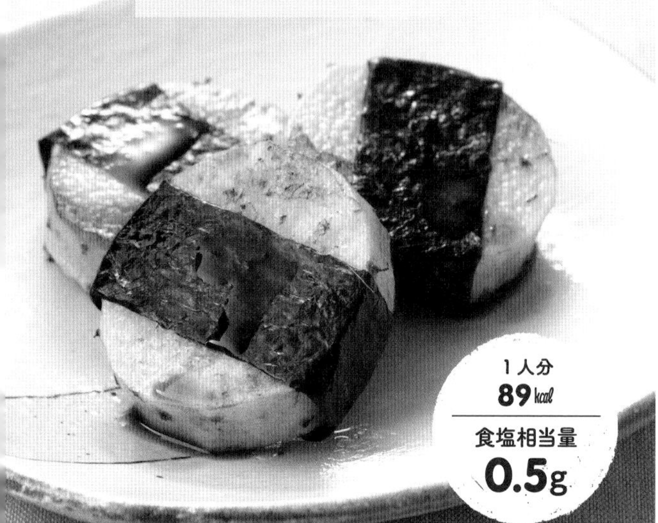

1人分
89kcal
食塩相当量
0.5g

減塩ポイント 焼きのりで風味よく

バターで焼いた長芋を、焼きのりで巻いて磯の風味をまとうと、しょうゆは少量ですみます。

材料／2人分

長芋	9cm（150g）
バター（食塩不使用）	10g
焼きのり	全型1/2枚
しょうゆ	小さじ1

作り方

1 長芋はひげ根を手でとるかキッチンばさみで切り、さっと洗って6等分（1.5cm厚さ）の輪切りにする。焼きのりは長辺を6等分に切る。

2 フライパンにバターを中火で熱し、長芋を並べて両面を3分ずつ焼く。長芋をのりで巻いて器に盛り、しょうゆをかける。

副菜 ねぎとベーコンのオーブントースター焼き

蒸し焼き

蒸し焼きにすることで
ねぎとベーコンのうま味を
引き出します。

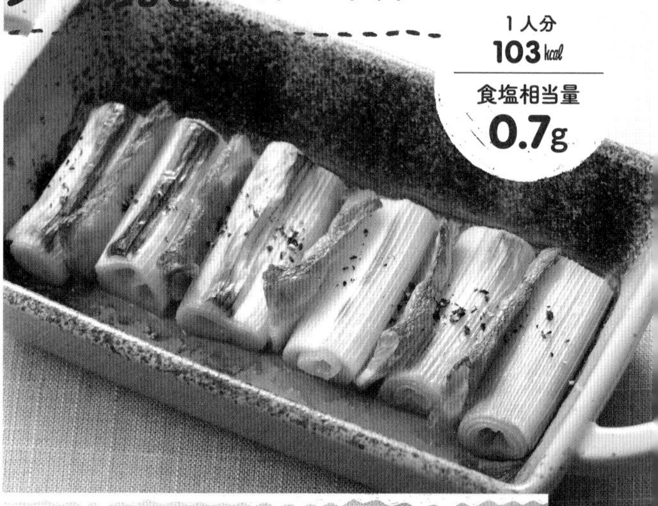

1人分
103kcal
食塩相当量
0.7g

材料／2人分

ねぎ	2本（200g）
ベーコン	2枚（40g）
オリーブ油	大さじ1/2
塩	0.5g
あらびき黒こしょう	少量

作り方

1 ねぎとベーコンはそれぞれ4cm長さに切って耐熱皿に交互に並べ、オリーブ油をかける。

2 アルミ箔《はく》をかぶせ、オーブントースターで15分蒸し焼きにする。アルミ箔をはずしてさらに焼き色がつくまで焼き、塩と黒こしょうをふる。

減塩ポイント ベーコンの塩味を生かす

ベーコンは1枚（20g）あたり食塩相当量約0.4g。ベーコンの塩けを生かして、味つけの塩は控えめに。

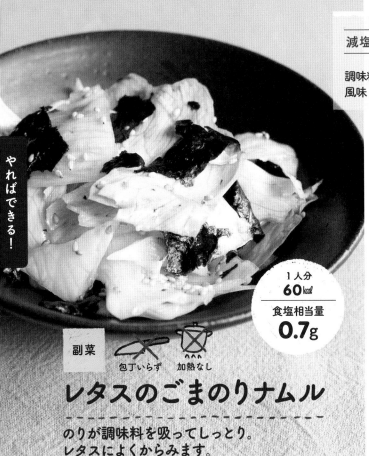

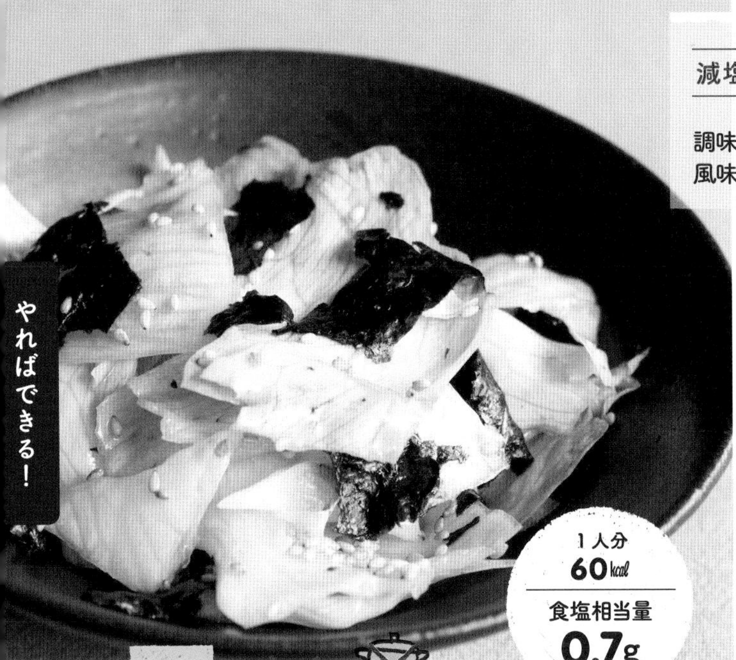

減塩ポイント　**焼きのりが味を付着させる**

調味料を焼きのりが吸ってレタスにからみ、磯の風味とともに味を付着させるのにひと役買います。

1人分 60kcal
食塩相当量 0.7g

副菜　包丁いらず　加熱なし

レタスのごまのりナムル

**のりが調味料を吸ってしっとり。
レタスによくからみます。**

材料／2人分

カットレタス……100g
ごま油……大さじ1/2
a 酢……小さじ1
a しょうゆ・砂糖……各小さじ1/2
a 塩……1g
焼きのり……全型1枚
いり白ごま……大さじ1

作り方

ボールにレタスとごま油を入れてよく混ぜる。aを加えて手で混ぜ合わせる。のりをちぎって加え、ごまを加えてあえる。

副菜　包丁いらず　いためる

ほうれん草のコーンバター

1人分 122kcal
食塩相当量 1.1g

**冷凍野菜をストックしておくと
手軽に野菜がとれて便利！**

材料／2人分

冷凍ほうれん草……160g
冷凍コーン……60g
バター（食塩不使用）……20g
しょうゆ……小さじ2
あらびき黒こしょう……少量

作り方

フライパンに冷凍ほうれん草、冷凍コーン、バターを入れて中火にかけ、2分ほどいためる。ほうれん草がしんなりしたら、しょうゆを垂らし、黒こしょうをふる。

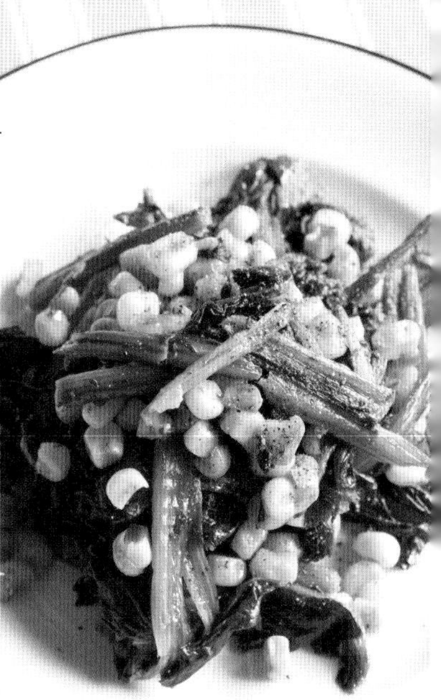

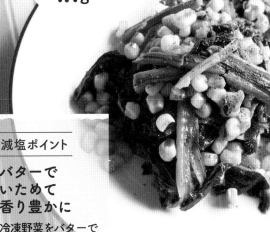

減塩ポイント　**バターでいためて香り豊かに**

冷凍野菜をバターでいためて、しょうゆを垂らすだけで、即1品完成です。黒こしょうをふって味をととのえましょう。

塩分ほとんど0g 野菜おかず

主菜の塩分が高めなときに
組み合わせたい
副菜を紹介します。

副菜

オクラのしょうが酢あえ

ゆでる

味を行きわたらせるねばねば食感の
オクラを生かしたさっぱりあえ物です。

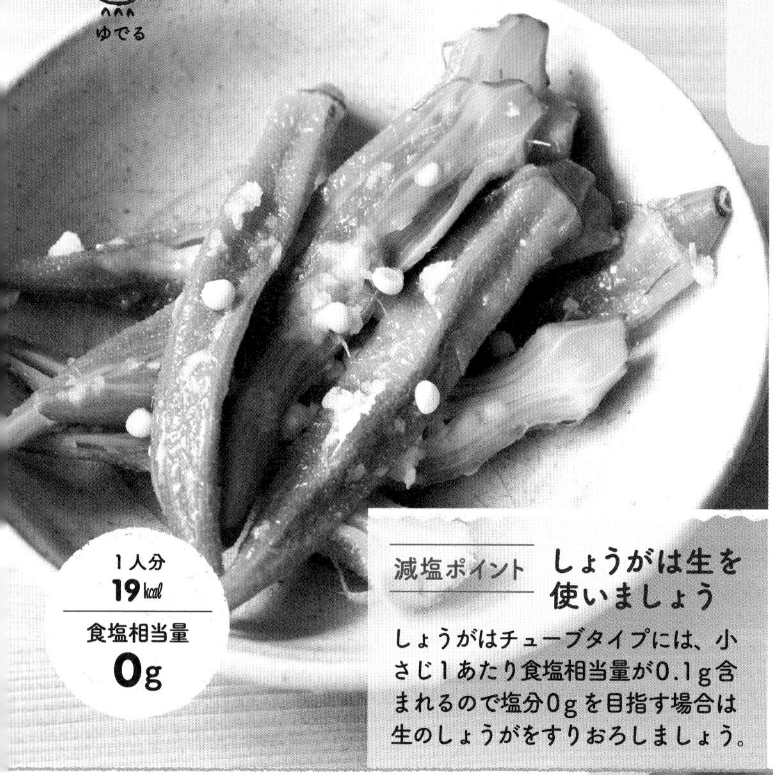

1人分
19kcal
食塩相当量
0g

減塩ポイント　しょうがは生を使いましょう

しょうがはチューブタイプには、小さじ1あたり食塩相当量が0.1g含まれるので塩分0gを目指す場合は生のしょうがをすりおろしましょう。

材料／2人分

オクラ……10本(100g)
a しょうがのすりおろし……1かけ分
a 酢……大さじ1/2
a 砂糖……ひとつまみ

作り方

1 オクラは熱湯で3分ほどゆで、あら熱がとれたら縦半分に切る。
2 1をaであえて器に盛る。

副菜

セロリのおかかまぶし

加熱なし

セロリの香りと削りガツオの
うま味がきわ立ちます。

材料／2人分

セロリ……葉つき大1本(150g)
a 削りガツオ……4g
a 砂糖……ひとつまみ

作り方

セロリは筋をピーラーなどで薄くむき、斜め薄切りにする。aであえて器に盛る。

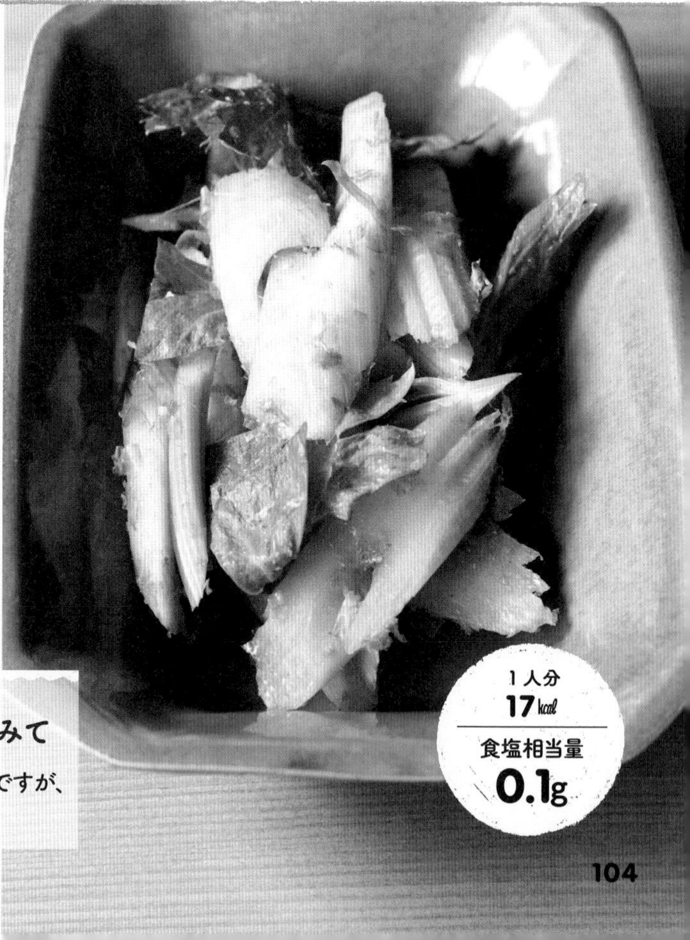

1人分
17kcal
食塩相当量
0.1g

減塩ポイント　削りガツオ＋砂糖を試してみて

削りガツオといえば“しょうゆ”をイメージしがちですが、ここは砂糖を試してみて。うま味がきわ立ちます。

やればできる！

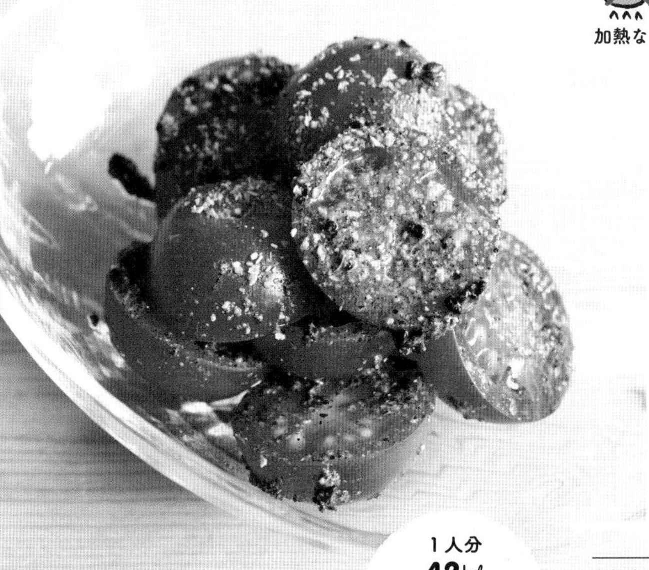

副菜

ミニトマトのごまさんしょうよごし

加熱なし

ごまの風味とさんしょうのピリ辛がアクセント。

材料／2人分

ミニトマト……10〜15個（150g）

a
- すり黒ごま……大さじ1
- 砂糖……ひとつまみ
- 粉ざんしょう……少量

作り方

ミニトマトはへたを除いて半分に切る。aであえて器に盛る。

1人分
42kcal
食塩相当量
0g

減塩ポイント　粉ざんしょうを常備すると便利

一味とうがらし、わさび、からしなどと同様に、粉ざんしょうも味にめりはりをつけたいときに便利です。

副菜

さつま芋のオレンジジュース煮

煮る

さつま芋をバターとオレンジジュースで煮るだけ！

材料／2人分

さつま芋……小1本（250g）

a
- オレンジジュース……1と1/2カップ
- バター（食塩不使用）……10g

作り方

1 さつま芋は2cm厚さのいちょう切りまたは半月切りにして、さっと水にさらす。

2 なべに1とaを入れて、中火で8〜10分、ときどき返しながら煮る。

1人分
262kcal
食塩相当量
0.1g

減塩ポイント

甘味、酸味、こくで減塩

さつま芋の甘味、バターのこく、オレンジジュースの酸味で味のバランスはばっちり！

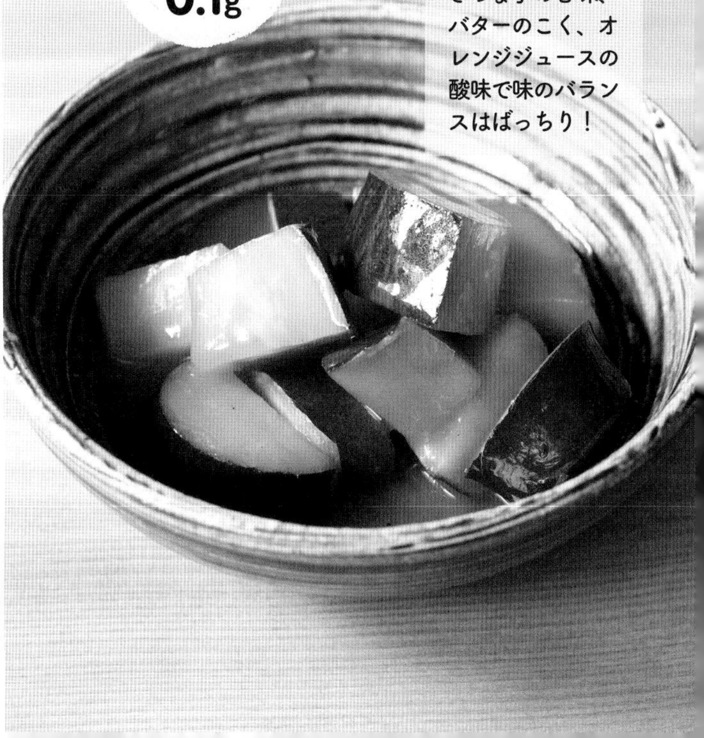

主菜のタイプ別 献立案

今日はなにを食べようかと考えるとき、
主菜は決めやすいが副菜に悩む……
という人が多いようです。
そこでそんなお悩みを解決すべく、
主菜のタイプ別に、味や栄養面を考えて
おすすめの副菜や汁物をあげてみました。
選ぶときのポイントを参考にすれば、
ほかの主菜で献立を考えるときの
ヒントにもなります。

塩＝食塩相当量
※印のある合計は、ごはん（6ページ）を加えたときの栄養価です。
※1＝ごはん150g（234kcal）　※2＝ごはん120g（187kcal）

献立例1　肉と野菜を使った主菜の場合

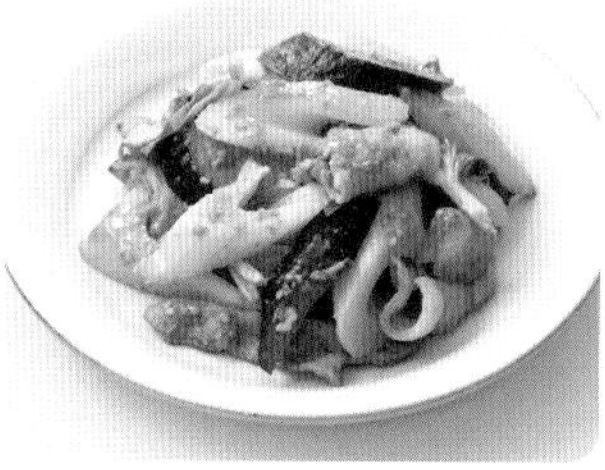

主菜
セロリとなす、豚肉のみそいため
74ページ
366kcal 塩1.3g

組み合わせ例

案1

副菜 **ブロッコリーの中国風あんかけ** 56ページ
51kcal 塩0.6g

合計※1 1食分 651kcal 塩1.9g

案2

副菜 **オクラとわかめのナムル風** 58ページ
36kcal 塩0.8g

合計※1 1食分 636kcal 塩2.1g

ポイント

主菜が淡色野菜のときは副菜で**緑黄色野菜**を追加すると栄養のバランスがよくなります。フライパンやなべで作る主菜なら、**レンジで作れる副菜や加熱なしの副菜を選ぶ**と同時調理ができて便利です。

献立例2　レンジで作れる主菜の場合

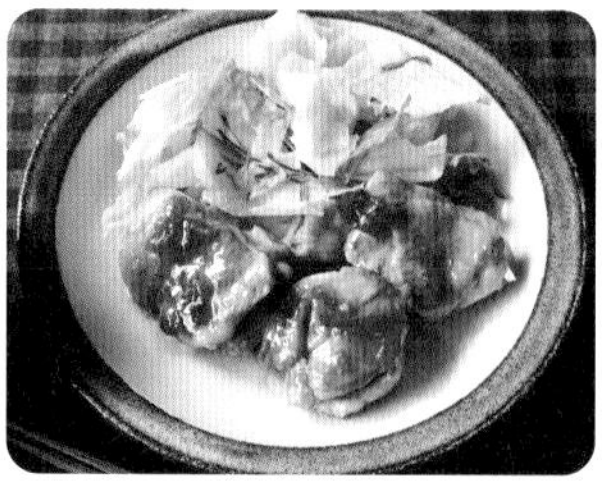

主菜
鶏肉のレンジ照り焼き
60ページ
266kcal 塩1.1g

組み合わせ例

案1

副菜 **レタスとオクラの蒸し焼き** 93ページ
45kcal 塩0.4g

合計※1 1食分 545kcal 塩1.5g

案2

副菜 **ミニトマトとアボカドの白あえ** 97ページ
188kcal 塩0.9g

合計※1 1食分 688kcal 塩2.0g

ポイント

主菜で使ったカットレタスの残りを副菜にも活用すると、1袋使いきれてむだがでません。**刻みオクラやアボカドの冷凍品、ミニトマト**はコンビニでも手に入るので**副菜作りに重宝**します。

献立例3　ヘルシーな魚の料理の場合

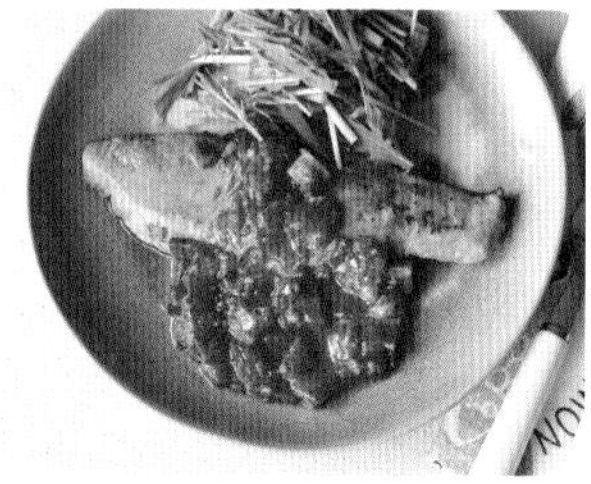

主菜
サーモンソテートマトソース
68ページ
176kcal 塩1.1g

組み合わせ例

案1

汁物 **つぶしかぼちゃの豆乳スープ** 101ページ
133kcal 塩0.5g

合計※1 1食分 543kcal 塩1.6g

案2

副菜 **にんじんのピーナッツあえ** 95ページ
154kcal 塩0.6g

合計※1 1食分 564kcal 塩1.7g

ポイント

低エネルギーな魚（または肉）の主菜なら、**100kcal以上の副菜**を選ぶと満足感が得られます。冷凍かぼちゃ、にんじんなどの**緑黄色野菜**を常備しておくと栄養のバランスがとりやすくなります。

献立例6　主菜がギョーザの場合

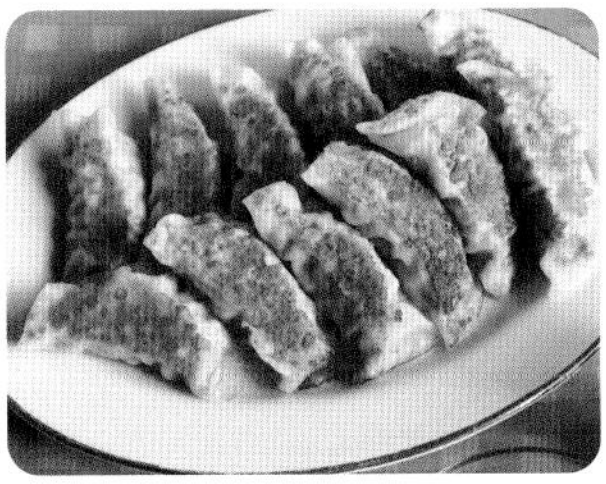

主菜

二つ折りギョーザ

82ページ

451kcal 塩1.8g

組み合わせ例

案1

副菜 **香菜とセロリのサラダ** 95ページ

63kcal 塩0.3g

合計[※2] 1食分 701kcal 塩2.1g

案2

副菜 **レタスのごまのりナムル** 103ページ

60kcal 塩0.7g

合計[※2] 1食分 698kcal 塩2.5g

ポイント

ギョーザには**シャキシャキと噛《か》んで食べる生野菜の副菜**がおすすめ。香りのある野菜や焼きのりを使うと満足感がアップ。ギョーザの皮には糖質が含まれているので、**主食のごはんを控えめに**。

献立例7　野菜入りラーメンの場合

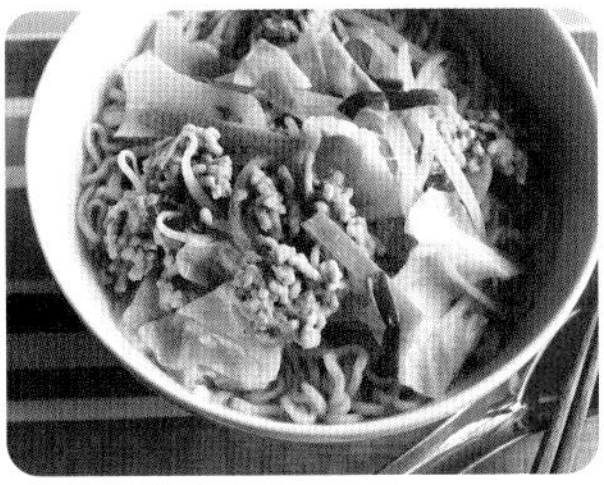

主菜＆主食

豚ベジラーメン

36ページ

629kcal 塩3.8g

組み合わせ例

案1

副菜 **オクラのしょうが酢あえ** 104ページ

19kcal 塩0g

合計 1食分 648kcal 塩3.8g

案2

副菜 **セロリのおかかまぶし** 104ページ

17kcal 塩0.1g

合計 1食分 646kcal 塩3.9g

ポイント

ラーメンは減塩しても高塩分なので**副菜は塩分ほぼ0gのものに**。ラーメンに野菜が入っていても**野菜を補いましょう**。また、**ラーメンを食べた日や翌日の食事は塩分控えめ**を心がけて調整しましょう。

献立例4　主菜＆主食のメニューを選んだ場合

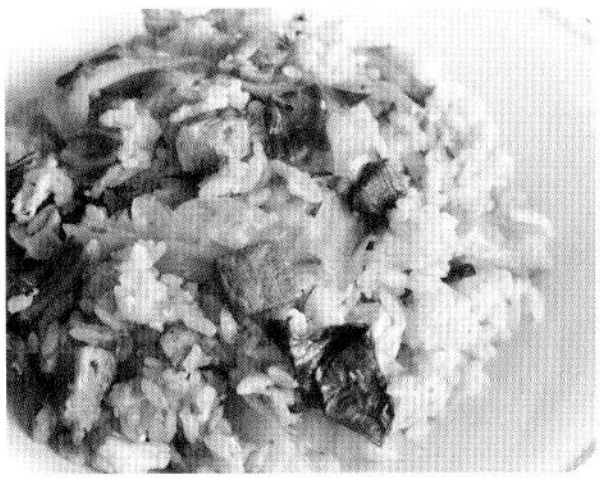

主菜＆主食

レタス卵チャーハン

25ページ

325kcal 塩1.3g

組み合わせ例

案1

副菜 **豆もやしのレンジナムル** 92ページ

56kcal 塩0.2g

合計 1食分 381kcal 塩1.5g

案2

汁物 **ミニトマトと豆苗の中国風スープ** 101ページ

53kcal 塩0.7g

合計 1食分 378kcal 塩2.0g

ポイント

主菜のたんぱく質量が少ないときは豆もやしや豆苗な**どたんぱく質を含む野菜を使った副菜**がおすすめ。**シャキシャキの食感が早食い防止**に役立ちます。**レンジで作れる副菜を選ぶ**と主菜と同時進行で作れます。

献立例5　ガッツリ主菜を選んだ場合

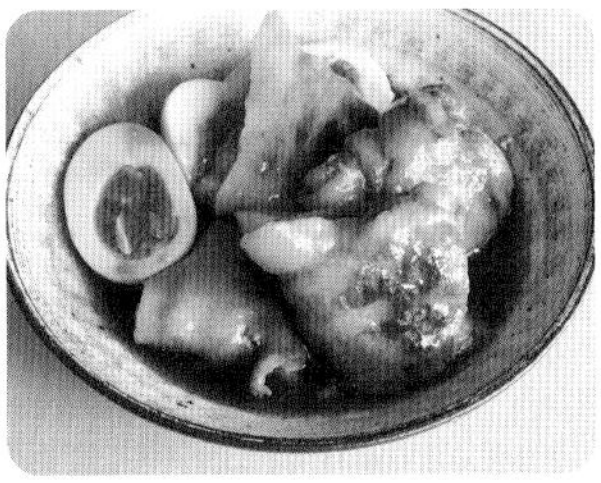

主菜

重ね豚バラの角煮

84ページ

678kcal 塩1.8g

組み合わせ例

案1

副菜 **きゅうりのわさび酢あえ** 94ページ

44kcal 塩0.5g

合計[※1] 1食分 956kcal 塩2.3g

案2

副菜 **ミニトマトのごまさんしょうよごし** 105ページ

42kcal 塩0g

合計[※1] 1食分 954kcal 塩1.8g

ポイント

ガッツリとした主菜には、**さっぱりとした味わいの副菜を**。**生で食べられるきゅうりやミニトマトは**便利です。**練りわさび、粉ざんしょう**などを使うと**味にめりはり**がつきます。

掲載料理索引と栄養価一覧

ページ	料理名	エネルギー	① たんぱく質	② 脂質	コレステロール	③ 炭水化物	食物繊維総量	ミネラル（無機質） ナトリウム	カリウム	カルシウム	リン	鉄	ビタミン A レチノール活性当量	D	E α-トコフェロール	K	B_1	B_2	C	食塩相当量
		kcal	g	g	mg	g	g	mg	mg	mg	mg	mg	µg	µg	mg	µg	mg	mg	mg	g
市販品を使って減塩																				
主菜&主食																				
16	ロコモコ丼	470	18.3	14.2	241	65.1	5.3	474	505	62	249	2.2	169	2.3	1.7	20	0.29	0.37	17	**1.2**
18	焼きザケとろろ丼	419	14.4	11.9	283	59.1	4.0	231	404	69	276	1.6	174	9.5	1.5	27	0.18	0.19	4	**0.6**
20	肉豆腐丼	470	17.6	16.9	36	57.9	5.6	351	377	139	229	2.6	169	0.1	1.5	123	0.18	0.19	8	**0.9**
22	ソースカツ丼	609	17.8	26.7	45	70.3	3.9	501	437	48	217	1.1	12	0.5	2.8	51	0.62	0.15	21	**1.3**
23	焼きとりの混ぜ混ぜごはん	359	16.7	8.4	27	48.6	8.4	218	568	46	225	2.7	23	0	0.6	13	0.11	0.15	1	**0.6**
24	野菜たっぷり豆腐中華丼	393	13.0	8.6	69	61.5	4.9	563	282	116	182	2.5	29	0	1.4	73	0.84	0.31	20	**1.4**
25	レタス卵チャーハン	325	9.2	10.7	125	45.7	3.6	507	235	33	164	0.9	110	1.3	1.2	24	0.17	0.18	5	**1.3**
26	ミックスビーンズの豆腐カレー	458	16.8	9.8	9	68.5	11.4	502	593	142	281	3.4	34	0	1.7	82	0.23	0.15	22	**1.3**
27	大根とサケ缶の炊き込みごはん	333	12.8	3.3	30	60.6	1.2	500	352	115	230	1.1	17	3.6	0.5	14	0.15	0.09	8	**1.2**
28	豚肉そぼろ	116	8.2	8.1	37	2.7	0	236	160	4	66	0.6	5	0.2	0.3	3	0.35	0.12	1	**0.6**
28	豚肉そぼろ丼	350	11.2	8.4	37	54.6	2.3	238	203	9	117	0.7	5	0.2	0.3	3	0.38	0.13	1	**0.6**
29	鶏肉と根菜の炊き込みごはん	297	14.0	8.5	60	38.1	3.7	363	480	29	161	1.2	125	0.1	1.1	26	0.14	0.19	9	**0.9**
30	厚揚げのかば焼き丼	609	25.1	25.7	0	65.2	4.6	431	520	498	385	5.8	35	0	1.8	56	0.22	0.13	6	**1.1**
31	ほうれん草とコーンの卵いため丼	394	10.9	9.7	215	61.5	4.7	322	263	63	189	1.5	289	2.1	1.6	98	0.11	0.29	7	**0.8**
32	キャベツたっぷり温玉のせお好み焼き	288	13.5	10.6	289	32.6	3.2	849	513	94	215	1.7	152	2.6	1.9	96	0.15	0.31	45	**2.2**
34	減塩ソース焼きそば	549	23.8	20.3	66	67.4	6.6	865	565	51	271	2.3	92	0.2	2.1	37	0.78	0.49	17	**2.2**
36	豚ベジラーメン	629	21.0	35.2	64	53.3	6.5	1483	572	213	217	1.8	126	0.3	3.3	52	0.74	0.40	21	**3.8**
38	みそラーメン	731	22.8	43.4	85	57.9	8.0	1411	599	212	249	2.2	180	0.4	3.5	37	0.76	0.42	11	**3.5**
39	トマトラーメン	805	29.1	49.8	5	55.8	7.4	1444	785	676	435	6.5	43	0	5.7	79	0.38	0.34	14	**3.7**
40	豆乳担々ラーメン	721	25.7	41.3	62	57.3	7.1	1456	657	272	284	3.6	8	0.3	4.6	16	0.81	0.42	9	**3.6**
41	油そば	718	25.4	42.5	66	54.6	6.0	1431	547	197	294	1.1	7	0.1	3.0	18	0.87	0.37	10	**3.6**
42	減塩冷やし中華	391	20.9	4.0	36	61.9	7.5	1480	855	45	240	1.2	47	0	1.2	17	0.14	0.15	23	**3.8**
44	減塩ごまだれ冷やし中華	569	22.7	20.8	114	66.2	11.8	1459	1047	199	381	3.1	117	2.1	2.6	18	0.21	0.27	18	**3.8**

- 「日本食品標準成分表2020年版（八訂）」（文部科学省）に基づいています。
- ①「アミノ酸によるたんぱく質」、そのデータがないものは「たんぱく質」のデータを用いて算出しました。
- ②「脂肪酸のトリアシルグリセロール当量」、そのデータがないものは「脂質」のデータを用いて算出しました。
- ③「利用可能炭水化物（質量計）」、あるいは「差引き法による利用可能炭水化物」のデータを用いて算出しました。
- すべて１人分（１回分）の栄養価です。
- 食品成分のデータがない食品は、それに近い食品（代用品）、市販食品は商品の成分表示を用いて算出しました。
- 調理法に応じて「ゆで」「炊き」「蒸し」などのデータがあるものはそれを用いて算出し、データがないものは「生」を用いて算出しました。

ページ	料理名	エネルギー	① たんぱく質	② 脂質	コレステロール	③ 炭水化物	食物繊維総量	ミネラル（無機質）					ビタミン							食塩相当量
								ナトリウム	カリウム	カルシウム	リン	鉄	A レチノール活性当量	D	E α-トコフェロール	K	B_1	B_2	C	
		kcal	g	g	mg	g	g	mg	mg	mg	mg	mg	μg	μg	mg	μg	mg	mg	mg	g
主菜																				
46	**トマト入り麻婆なす**	185	8.3	12.6	239	8.3	2.4	319	452	94	207	2.6	142	0.6	1.5	21	0.22	0.33	22	**0.8**
47	**サラダチキンのレンジ野菜いため**	136	13.4	6.9	40	4.1	2.1	225	393	30	155	0.5	124	0.1	0.5	46	0.11	0.12	22	**0.6**
48	**シューマイと豆腐のスープ煮**	175	10.2	11.1	13	7.8	2.1	588	256	92	132	1.7	12	0	0.4	18	0.17	0.10	2	**1.5**
49	**トマトと豆腐のエビチリソース煮**	186	10.1	10.4	34	11.2	3.1	525	387	106	156	1.7	61	0	2.2	61	0.15	0.10	31	**1.3**
50	**サバみそ缶と豆腐のミルクなべ**	382	22.4	27.1	70	11.2	2.8	607	530	351	373	3.7	148	4.8	2.4	39	0.17	0.47	14	**1.5**
51	**ブリのソースソテー**	278	19.2	17.1	72	11.8	0.5	303	446	17	139	1.5	62	8.0	2.7	21	0.25	0.37	7	**0.8**
52	**簡単チャーシュー**	310	18.2	21.4	62	10.3	1.4	465	470	27	213	0.6	43	0.1	0.7	42	0.73	0.19	21	**1.2**
52	**味玉（1個分）**	88	6.3	5.5	204	3.0	0	286	78	26	96	0.8	116	2.1	0.7	7	0.03	0.21	0	**0.7**
53	**サケの甘辛ソテー**	153	15.7	5.9	47	8.9	0.6	162	367	21	205	0.5	43	25.6	1.4	7	0.14	0.18	7	**0.4**
54	**バンバンジー**	266	24.5	14.9	91	7.7	2.1	381	570	120	350	1.5	44	0.1	0.5	35	0.17	0.16	9	**1.0**
副菜																				
55	**コールスロー**	100	1.5	7.0	13	6.7	2.6	88	210	35	47	0.4	9	0.1	1.1	71	0.06	0.05	32	**0.2**
55	**シンプルグリーンサラダ**	94	0.6	9.0	0	1.9	1.3	195	263	27	26	0.4	62	0	1.1	59	0.05	0.05	9	**0.5**
56	**マッシュかぼちゃ**	131	1.6	4.2	0	18.4	5.3	194	538	32	58	0.6	388	0	5.5	23	0.08	0.11	43	**0.5**
56	**ブロッコリーの中国風あんかけ**	51	2.1	2.1	0	4.2	3.2	232	174	33	61	0.8	52	0	2.0	143	0.05	0.07	41	**0.6**
57	**ひじき煮ときゅうりのあえ物**	89	1.5	6.9	0	4.1	2.1	257	255	56	50	0.5	53	0	0.5	46	0.04	0.04	14	**0.7**
57	**ひじき煮とほうれん草の白あえ**	65	4.8	3.4	0	2.5	2.4	212	162	102	69	1.2	135	0	1.0	90	0.07	0.06	5	**0.5**
58	**ブロッコリーのバターソースいため**	79	4.0	4.2	11	3.9	5.2	278	466	54	112	1.4	115	0	3.1	211	0.17	0.23	140	**0.7**
58	**オクラとわかめのナムル風**	36	1.2	1.9	1	2.4	2.5	321	136	60	40	0.4	24	0	0.5	45	0.05	0.05	4	**0.8**

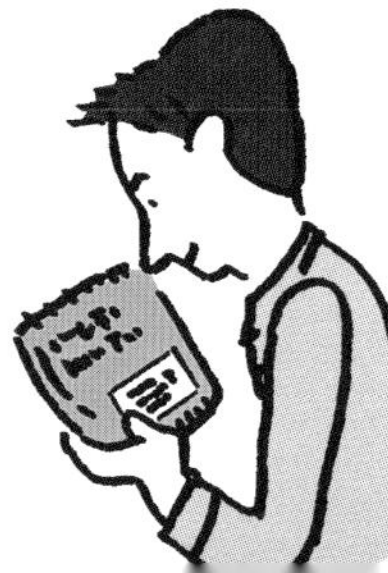

ページ	料理名	エネルギー	①たんぱく質	②脂質	コレステロール	③炭水化物	食物繊維総量	ミネラル（無機質）					ビタミン							食塩相当量
								ナトリウム	カリウム	カルシウム	リン	鉄	A レチノール活性当量	D	E α-トコフェロール	K	B1	B2	C	
		kcal	g	g	mg	g	g	mg	mg	mg	mg	mg	µg	µg	mg	µg	mg	mg	mg	g
はじめてでも、やればできる！																				
主菜																				
60	鶏肉のレンジ照り焼き	266	21.9	16.9	111	5.8	0.7	427	500	23	235	1.2	71	0.5	1.1	61	0.16	0.22	14	**1.1**
62	蒸し鶏のにらだれがけ	273	21.7	18.4	111	4.8	0.6	439	453	14	224	0.9	94	0.5	1.3	59	0.14	0.22	6	**1.1**
64	カジキとアスパラガスのマヨ照り焼き	257	17.5	16.3	85	8.9	1.8	399	732	26	334	1.4	97	8.9	7.3	62	0.21	0.25	16	**1.0**
66	回鍋肉	460	14.9	37.8	71	13.5	3.1	518	542	50	182	1.4	29	0.5	1.2	59	0.57	0.19	50	**1.3**
68	サーモンソテー トマトソース	176	16.3	8.0	47	8.5	2.1	445	637	72	242	1.2	81	25.6	3.0	43	0.20	0.23	30	**1.1**
70	かんたん油淋鶏	488	22.1	35.1	92	19.8	0.6	501	564	25	272	1.0	65	0.1	4.5	118	0.14	0.16	8	**1.3**
72	カジキの酒塩焼き カレー風味	161	15.8	6.8	72	8.6	1.2	454	633	16	282	1.0	109	8.8	5.0	6	0.11	0.12	20	**1.2**
73	厚揚げと揚げなすのケチャップいため	225	11.5	15.7	0	8.7	2.8	270	372	265	186	3.1	24	0	2.1	51	0.12	0.10	4	**0.7**
74	セロリとなす、豚肉のみそいため	366	11.7	30.5	53	10.4	3.3	496	643	67	170	1.3	18	0.4	1.0	21	0.45	0.17	8	**1.3**
75	チンジャオロースー	354	11.7	27.4	54	14.2	2.1	481	412	21	152	1.2	20	0.1	0.8	16	0.09	0.16	39	**1.2**
76	鶏肉と長芋のガーリックいため	365	19.7	21.0	89	23.0	2.5	352	1017	37	226	1.4	64	0.4	2.4	55	0.27	0.20	15	**0.9**
77	豚肉とれんこんのごまみそレンジ蒸し	339	16.5	16.0	46	30.0	4.0	509	989	83	283	1.7	32	0.1	1.3	26	0.69	0.16	74	**1.3**
78	鶏肉の甘酢煮込み	360	29.2	20.3	169	12.2	1.3	652	547	31	289	1.2	80	0.5	1.0	73	0.17	0.20	15	**1.7**
79	牛肉とねぎ、水菜のすき煮	239	14.1	12.4	54	16.9	3.3	559	604	95	194	2.0	37	0	1.5	47	0.13	0.24	29	**1.4**
80	タコとミックスビーンズのトマト煮	202	16.3	6.7	113	15.7	6.9	428	668	60	195	1.6	56	0	3.9	110	0.21	0.20	73	**1.1**
81	豆腐のレンジ蒸しなめこあんかけ	136	11.0	6.8	1	5.4	4.1	272	342	157	182	2.8	8	0	0.5	20	0.19	0.14	2	**0.7**
82	二つ折りギョーザ	451	16.8	29.1	56	26.9	3.6	733	487	89	177	2.2	337	0.3	4.6	256	0.61	0.30	16	**1.8**
84	重ね豚バラの角煮（煮汁を約大さじ2残して）	678	25.9	57.3	314	12.3	0.1	753	472	34	305	1.9	110	2.1	1.4	15	0.81	0.39	2	**1.8**
主菜&主食																				
86	オムライス	656	24.4	27.0	376	75.9	2.5	582	608	70	370	2.6	411	3.3	3.1	34	0.23	0.43	8	**1.5**
88	いため煮牛丼	690	18.8	30.9	72	79.9	4.2	601	561	33	261	1.5	7	0.1	1.3	18	0.15	0.22	8	**1.5**
89	ジャージャー風そうめん	473	21.9	22.1	74	44.9	2.8	677	603	41	203	1.9	46	0.4	2.0	33	0.77	0.27	16	**1.7**
副菜																				
90	水菜のサラダにんじんドレッシング	55	1.0	3.5	0	3.6	1.7	300	208	70	35	0.7	232	0	1.4	81	0.05	0.08	25	**0.8**
91	レンジなすのねぎみそだれ	79	1.1	4.9	2	5.6	3.3	190	315	31	43	0.4	11	0	0.7	18	0.07	0.07	8	**0.5**
92	豆もやしのレンジナムル	56	2.9	4.1	0	0.7	2.3	98	160	23	51	0.5	0	0	0.5	57	0.09	0.07	5	**0.2**

ページ	料理名	エネルギー	① たんぱく質	② 脂質	コレステロール	③ 炭水化物	食物繊維総量	ミネラル（無機質） ナトリウム	カリウム	カルシウム	リン	鉄	ビタミン A レチノール活性当量	D	E α-トコフェロール	K	B_1	B_2	C	食塩相当量
		kcal	g	g	mg	g	g	mg	mg	mg	mg	mg	µg	µg	mg	µg	mg	mg	mg	g
92	揚げなすの わさびポン酢	57	1.2	3.4	0	5.4	2.1	331	250	19	38	0.4	13	0	1.1	9	0.05	0.06	2	**0.8**
93	しめじと青梗菜の くたくたいため	52	1.2	4.1	0	1.5	2.4	207	316	51	63	0.8	85	0.3	0.4	42	0.09	0.12	12	**0.5**
93	レタスとオクラの 蒸し焼き	45	0.9	3.0	0	2.5	2.1	138	223	38	35	0.4	29	0	0.5	40	0.06	0.05	7	**0.4**
93	きゅうりの わさび酢あえ	44	1.0	0.8	0	7.0	1.3	209	218	45	47	0.5	28	0	0.3	34	0.04	0.04	14	**0.5**
94	にらとえのきのごまあえ	42	1.9	1.6	0	3.6	3.0	141	318	49	82	1.1	73	0.5	0.6	45	0.15	0.13	5	**0.4**
94	香菜とセロリのサラダ	63	0.4	6.0	0	0.8	1.3	110	279	30	27	0.3	21	0	0.4	29	0.03	0.03	9	**0.3**
95	にんじんの ピーナッツあえ	154	3.1	11.0	0	9.1	3.1	224	348	31	64	0.4	690	0	1.6	18	0.09	0.07	6	**0.6**
95	たたききゅうりの にんにくオイル	38	0.8	2.4	0	2.6	1.3	191	214	27	40	0.3	28	0	0.6	38	0.03	0.03	14	**0.5**
96	パプリカの しょうがオイルいため	76	0.7	5.0	0	6.1	1.6	191	220	9	23	0.4	53	0	4.0	14	0.05	0.09	160	**0.5**
96	焼きねぎの レモンマリネ	114	1.5	5.9	3	11.3	3.8	190	308	55	41	0.5	11	0	0.8	15	0.08	0.06	25	**0.5**
97	ミニトマトと アボカドの白あえ	188	4.5	14.1	0	7.9	5.3	335	627	81	97	1.4	41	0	2.8	22	0.16	0.19	24	**0.9**
汁物																				
98	なめこと豆腐のみそ汁	56	4.8	2.0	3	3.3	2.6	309	260	49	92	1.4	17	0.1	0.2	18	0.10	0.10	1	**0.8**
99	トマトと長芋のみそ汁	106	5.7	4.5	19	10.1	1.3	312	416	20	67	0.8	25	0.1	0.7	4	0.25	0.08	11	**0.8**
100	しめじとえのきの すまし汁	20	1.3	0.1	0	2.5	1.9	413	286	6	76	0.5	0	0.4	0	0	0.11	0.11	2	**1.0**
100	ズッキーニとパプリカの かきたまスープ	64	4.0	2.7	102	5.7	1.3	167	300	30	77	0.9	80	1.0	1.8	22	0.06	0.14	85	**0.4**
101	ミニトマトと豆苗の 中国風スープ	53	1.1	3.1	0	4.2	1.5	289	249	17	34	0.5	125	0	1.3	74	0.10	0.10	36	**0.7**
101	つぶしかぼちゃの 豆乳スープ	133	4.8	6.2	0	13.0	3.0	179	424	57	92	1.6	155	0	5.8	15	0.10	0.12	17	**0.5**
おつまみおかず																				
102	長芋のバター磯辺焼き	89	1.6	3.9	11	11.1	1.0	178	353	16	31	0.5	57	0	0.3	4	0.08	0.04	6	**0.5**
102	ねぎとベーコンの オーブントースター焼き	103	3.9	5.5	12	7.9	2.5	269	255	38	81	0.4	8	0.1	0.5	10	0.17	0.08	24	**0.7**
103	レタスのごまのりナムル	60	1.4	4.5	0	2.4	1.5	285	155	50	41	0.6	45	0	0.2	21	0.05	0.06	6	**0.7**
103	ほうれん草の コーンバター	122	3.1	8.2	22	6.4	4.1	440	265	85	72	1.2	434	0.1	2.3	242	0.08	0.14	16	**1.1**
塩分ほとんど0g 野菜おかず																				
104	オクラのしょうが酢あえ	19	0.8	0.1	0	2.1	2.7	3	156	45	29	0.3	29	0	0.6	36	0.05	0.05	4	**0**
104	セロリのおかかまぶし	17	1.6	0.1	4	1.5	1.1	31	324	30	43	0.3	3	0.1	0.2	8	0.03	0.03	5	**0.1**
105	ミニトマトの ごまさんしょうよごし	42	1.2	1.6	0	4.8	1.4	3	232	46	39	0.6	60	0	0.7	6	0.07	0.04	24	**0**
105	さつま芋の オレンジジュース煮	262	1.8	4.0	11	50.7	4.0	31	746	64	88	0.8	48	0	1.6	1	0.23	0.04	64	**0.1**

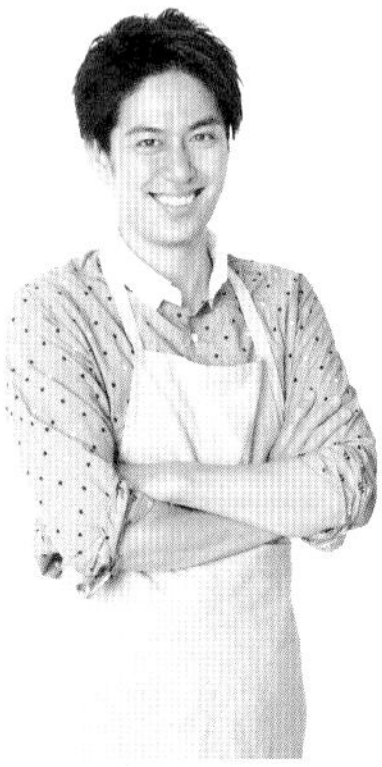

本田よう一（ほんだよういち）

1983年生まれ。福島県泉崎村出身。料理家、栄養士。
野菜をたっぷり使い、素材の味を活かしたレシピを得意とし、家族みんなで楽しめる味に定評がある。
地元福島でもテレビ、新聞をはじめ、県、街などの料理教室や商品開発に携わる。
妻とともに4歳の息子、0歳の娘を育児中。
著者に『塩分1日6g わがまま男をうならせる うまい！減塩めし』『2品おかずで塩分一日6g生活』『パパ離乳食はじめます。』（いずれも女子栄養大学出版部）など。

ホームページ https://youichi-honda.com
Twitter https://twitter.com/youichihonda

撮影／原ヒデトシ、尾田学（74、76〜79、97、102ページ）、松園多聞（8ページ）、堀口隆志（8ページ）
スタイリング／浜田恵子、本田よう一（74、76〜79、97、102ページ）
デザイン／中山詳子、渡部敦人（松本中山事務所）
イラスト／松本孝志
栄養価計算／大越郷子
校正／くすのき舎
編集協力／石田純子
撮影協力／UTUWA

※本書は月刊誌『栄養と料理』2015年1、9月号、2016年1、2、5、6月号、
2021年1〜7月号、2022年6〜8、10月号掲載の記事を再編集し、また新たに取材、
撮影した記事を合わせて構成・書籍化したものです。

めざせ 塩分マイナス2g
コンビニ・総菜も活用
かんたん！減塩めし

2023年2月1日　初版第1刷発行

料理／本田よう一
発行者／香川明夫
発行所／女子栄養大学出版部
〒170-8481　東京都豊島区駒込3-24-3
電話　03-3918-5411（販売）
　　　03-3918-5301（編集）
ホームページ　https://eiyo21.com/
印刷・製本所　シナノ印刷株式会社

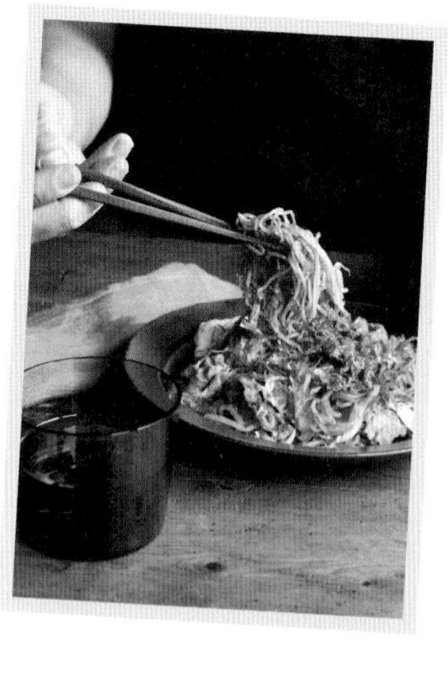

ISBN978-4-7895-1845-1